《百姓合理用药一册通晓》丛书

中国医药教育协会成人教育委员会
组织编写

U0209060

老年痴呆症

合理用药一册通晓

医学专家为你详细解答

LAONIAN CHIDAIZHENG HELI YONGYAO YICE TONGXIAO

丛书总主编　黄正明　贾万年

分 册 主 编　侯志宏　贾丽君

副 主 编　郑　伟

编　　　者　（以姓氏笔画为序）

由　阳（解放军第208医院神经内一科）

张　玥（解放军第208医院神经内一科）

金海燕（解放军第208医院神经内一科）

周莹雪（解放军第208医院神经内一科）

郑　伟（解放军第208医院医务处）

侯志宏（解放军第208医院）

闻　迪（解放军第208医院神经内一科）

贾丽君（解放军第208医院神经内一科）

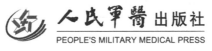

人民軍醫出版社

PEOPLE'S MILITARY MEDICAL PRESS

北 京

图书在版编目（CIP）数据

老年痴呆症合理用药一册通晓／侯志宏，贾丽君主编．—北京：人民军医出版社，2016.1

（百姓合理用药一册通晓丛书）

ISBN 978-7-5091-9079-1

Ⅰ.①中… Ⅱ.①侯… ②贾… Ⅲ.①老年痴呆症－用药法 Ⅳ.① R592.05

中国版本图书馆 CIP 数据核字（2016）第 003587 号

策划编辑：焦健姿　　文字编辑：王　岩　陈　鹏　　责任审读：杜云祥

出版发行：人民军医出版社　　　　　　　经销：新华书店

通信地址：北京市100036信箱188分箱　　邮编：100036

质量反馈电话：（010）51927290；（010）51927283

邮购电话：（010）51927252

策划编辑电话：（010）51927271

网址：www.pmmp.com.cn

印、装：三河市春园印刷有限公司

开本：710mm×1010mm　　1/16

印张：7.5　　字数：89千字

版、印次：2016年1月第1版第1次印刷

印数：0001—4000

定价：20.00元

老年痴呆症诊断流程图

项　目	无痴呆	可疑痴呆	轻度痴呆	中度痴呆	重度痴呆
记忆力	无记忆力缺损或只有轻度不恒定的健忘	轻度、持续的健忘；对事情能部分回忆，属良性健忘	中度记忆缺损，对近事遗忘突出，有碍日常活动	严重记忆缺损，能记住过去非常熟悉的事情，新材料则很快忘记	严重记忆丧失，仅存片段的记忆
定向力	完全正确	除时间定向有轻微困难外，余完全正确	时间定向有中度困难，检查的地点能定向，地点则失定向	时间定向有严重困难，常有地点失定向	仅对人物定向
判断力＋解决问题能力	判断力良好，能很好处理解决日常问题、职业事务和财务	在解决问题、辨别事物间的异同点方面有轻微缺损	在解决问题、辨别事物间的异同点方面有中度困难，但社会判断力保存	在解决问题、辨别事物间的异同点同时有严重损害，社会判断力受损	不能作出判断或不能解决问题
社会事务	在工作、购物和社会团体方面独立的水平与过去相同	在这些方面有轻微损害	虽然能参加、但已不能独立进行活动，偶尔正常	不能独立进行室外活动，但可被带到室外活动	不能独立进行室外活动，也不能被带到室外活动
家庭＋爱好	家庭生活、爱好和需用智力的兴趣均很好保持	轻微受损	家庭活动轻度障碍，放弃了难度大的、复杂的爱好和兴趣	仅能做简单家务，兴趣保持的范围和水平非常有限	丧失了有意义的家庭活动
个人照料	完全有能力自我照料	完全有能力自我照料	需要督促	在穿衣、卫生、个人财务保管方面需要帮助	个人料理需要很多帮助，经常二便失禁

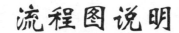

流程图说明

　　老年痴呆症的诊断包括询问病史、访谈照料者或亲属、体格检查、认知测验、影像学检查、化验检查。我们在长期的临床研究和实践经验基础上，经过反复修改验证，在以下几个方面初步建立了前面这套痴呆诊断路径及严重程度的分级，供读者参考。其中，对于处于早期或轻度认知损害阶段的老年痴呆症的患者采取综合处理措施，包括非药物干预和药物干预，而对中度、重度痴呆患者需进行有效药物治疗和生活照料。

　　有关老年痴呆症的具体医疗常识，请参看本书，求医问药一册通晓。

《百姓合理用药一册通晓》丛书

总 主 编 黄正明 贾万年
副总主编 王仁杰 高远征 张二明

<table>
<tr><td>第一辑</td><td>第二辑</td></tr>
<tr><td>《慢性咽炎合理用药一册通晓》</td><td>《中风合理用药一册通晓》</td></tr>
<tr><td>《慢性肝炎合理用药一册通晓》</td><td>《前列腺病合理用药一册通晓》</td></tr>
<tr><td>《月经病合理用药一册通晓》</td><td>《不孕不育合理用药一册通晓》</td></tr>
<tr><td>《女性更年期合理用药一册通晓》</td><td>《肺结核合理用药一册通晓》</td></tr>
<tr><td>《性病合理用药一册通晓》</td><td>《便秘合理用药一册通晓》</td></tr>
<tr><td>《胃肠道溃疡合理用药一册通晓》</td><td>《肾盂肾炎合理用药一册通晓》</td></tr>
<tr><td>《胆囊炎胆石症合理用药一册通晓》</td><td>《痛风合理用药一册通晓》</td></tr>
<tr><td>《癫痫合理用药一册通晓》</td><td>《类风湿关节炎合理用药一册通晓》</td></tr>
<tr><td>《新生儿合理用药一册通晓》</td><td>《支气管哮喘合理用药一册通晓》</td></tr>
<tr><td>《高血压合理用药一册通晓》</td><td>《慢性支气管炎合理用药一册通晓》</td></tr>
<tr><td>《糖尿病合理用药一册通晓》</td><td>《肿瘤化疗合理用药一册通晓》</td></tr>
<tr><td>《脂肪肝合理用药一册通晓》</td><td>《慢性肾病合理用药一册通晓》</td></tr>
<tr><td>《血脂异常合理用药一册通晓》</td><td>《乳腺疾病合理用药一册通晓 》</td></tr>
<tr><td>《睡眠障碍合理用药一册通晓》</td><td>《慢性疼痛合理用药一册通晓 》</td></tr>
<tr><td>《冠心病合理用药一册通晓》</td><td>《男科病合理用药一册通晓》</td></tr>
<tr><td>《脱发合理用药一册通晓》</td><td>《慢性鼻炎合理用药一册通晓》</td></tr>
<tr><td>《阴道炎症合理用药一册通晓》</td><td>《老年痴呆症合理用药一册通晓》</td></tr>
<tr><td>《皮肤病合理用药一册通晓》</td><td>《颈椎病合理用药一册通晓》</td></tr>
</table>

内容提要

　　阿尔茨海默病又称老年痴呆症，是发生在老年人群中常见的神经系统变性疾病，临床表现为隐袭起病、进行性智能减退，多伴有人格改变，一般症状呈持续发展，病程通常为5～10年。本书由资深医学专家编写，详细介绍了老年痴呆症的概况、鉴别、治疗及饮食调理，尤其是药物治疗方法。本书内容科学、全面，适合广大患者及家属阅读参考。

丛书序言

本书是《百姓合理用药一册通晓》丛书第二辑的一本。该系列丛书是由中国医药教育协会成人教育委员会组织国内众多医药学专家和学者编写的奉献给普通百姓的合理用药、保障健康的一份厚礼。

《百姓合理用药一册通晓》丛书第一辑（18本），已于2012年底经人民军医出版社出版，通过全国发行，现已成为百姓防病治病、简单易懂的系列读物之一。尤其配合当前在全国开展的"中央财政支持社会组织示范项目——慢病防治健康行"的活动，发挥了非常大的作用，成为大众喜闻乐见的一套丛书，因此被选定为"慢病防治健康行"活动的推荐用书。

为了满足全国广大民众的需要，在编写出版此套丛书第一辑的基础上，续编《百姓合理用药一册通晓》丛书第二辑（18本），两套丛书基本涵盖了人类常见而多发疾病的合理用药。全套丛书（36本）的特点是以百姓常见疾病为主线，以病论药，合理选用，比较贴近大众、通俗易懂，从多方面、多角度宣传合理用药知识，提高患者自我保健意识，普及基本用药常识。

当前，临床不合理使用药物的现象尤为普遍，虽然国家曾三令五申，要求临床合理用药，确保患者生命安全，但临床滥用药物、致人殒命的现象时有发生，屡禁不止，给国家、社会、家庭、个人带来极大的伤害。在不合理用药现象丛生的今天，编写《百姓合理用药一册通晓》丛书，旨在提高全民合理用药意识，使人人关爱健康，真正做到合理用药从我做起，避免滥用药或乱选药，确保用药安全、有效、简便、经济。

本套《百姓合理用药一册通晓》丛书的出版，集参与编写的医疗、药学专家，学者多年实践经验的总结，具有很强的临床实用性和百姓学习指导性。它不仅是医务工作者和相关专业人员的参考书，也是百姓守护健康的家庭必备工具书，在此谨代表中国医药教育协会成人教育委员会向直接参与本套丛书编写和支持出版的各位专家、学者们与相关医药企业及人民军医出版社为丛书出版付出的艰辛努力表示衷心的感谢！

黄正明　贾万年

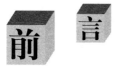 

前言

老年痴呆症，又称为阿尔茨海默病（Alzheimer disease，AD），是发生在老年人常见的神经系统变性疾病，占所有痴呆总数的60%～80%，是当今社会中致残率高、为社会和家庭带来较重负担的疾病之一。随着全球老龄化的到来，老年痴呆症成为人类要共同面临的挑战。据统计，我国现患老年痴呆症的人数已达1000万，由此迅猛增加的疾病负担必将对我国的社会经济发展和家庭生活产生重要影响。

然而，与我国老年痴呆症患病逐渐增加的现状相反的是公众对痴呆的知晓度低、患者的就诊率低及家属的束手无策。很多人听到老年痴呆症便惊慌失措，家属往往讲不出患者从什么时候开始起病，一直到痴呆症状较明显时才到医院检查。而医师制订的规范化的治疗方案往往因为照料者缺乏基本理解而得不到有效执行，导致病情的进一步加重。

工作中经常有患者问我们："医师，我经常好忘事，刚发生的事就想不起来了，有时感觉头脑一片空白，是不是得了老年痴呆症？是不是很快就要傻得谁都不认识了，还有什么办法能改善这种现状吗？"

其实，老年痴呆症也并不可怕，只要深入、系统地了解它，是完全可以预防和有效治疗的。本书详细、通俗易懂地介绍了老年痴呆症的研究现状、早期先兆、症状表现、药物治疗、非药物治疗、生活照料及心理社会及环境管理等方面的知识，希望通过此书，使读者能对此病有所认识和了解，获得更多的防治疾病的知识，并对我国的老年痴呆症防治有所裨益。编写本书的目的即在于为读者提供一本通俗易懂的老年痴呆症的防治指导手册。

在本书的编写过程中，得到了解放军第二〇八医院各级领导及神经内科全体医护人员的大力支持和热情的鼓励。各位编者在繁忙的临床工作中查阅前沿资料，付出了大量的心血和辛勤的劳动，在此一并表示感谢！

虽然我们竭尽全力，但由于时间紧、内容较多，以及编写水平有限，书中如有疏漏之处，祈望各位同仁及广大读者批评指正。

贾丽君

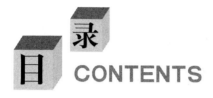

目 录 CONTENTS

老年痴呆症 合理用药一册通晓
LaoNian ChiDaiZheng Heli Yongyao Yice Tongxiao

第3章　老年痴呆宜用什么药

第4章　老年痴呆症的非药物治疗方法

第5章　老年痴呆患者的饮食

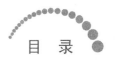

第6章　老年痴呆的预防和护理

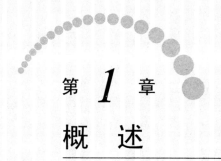

第 *1* 章
概　述

阿尔茨海默病（alzheimer disease，AD）又称老年痴呆，是发生在老年人中常见的神经系统疾病。该病是在没有意识障碍的状态下，出现记忆、思维、分析判断、视空间辨认、情绪等方面的障碍。其临床表现为隐袭起病、进行性智能减退，多伴有人格改变，一般症状呈持续进展，病程通常为5～10年。

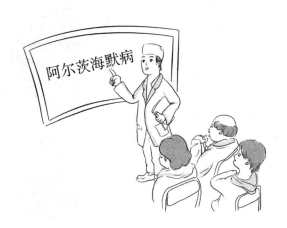

第一节　你知道什么是老年痴呆吗

老年痴呆是一种随年龄增长，在多种因素作用下，发育健全的大脑出现记忆、智能严重减退的疾病，部分人群有家族遗传史，而文化程度低的人群发病率高。

老年人会逐渐出现记忆力下降、理解力减退、判断力下降，工作能力和社会适应能力逐渐降低。如：不能正常进行家务劳动，做菜忘记放盐或是其他调料、焖饭忘记插电源、有时连简单的扫地都不能完成，或是出门辨认不清方向，容易走失，找不到家门，还会有情绪异常的表现，如乱发脾气，或做出违背常理的举动，和过去的性格截然不同。

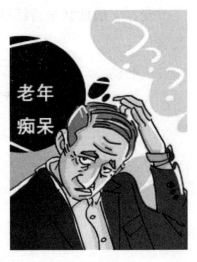

正常老年人到了一定年龄会有恐惧和无用感，这时候需要家人更多的关爱，有时间多陪陪老人，尊重老人，鼓励老人多料理日常生活，多与老人聊天、交流，鼓励老人多接触人群，和朋友聊天、参加各种活动、积极动脑，做喜欢做的事。

老年痴呆在早期可以预防、干预：合理的清淡营养饮食，不可大鱼大肉、胡吃海喝，也不可暴饮暴食；需进食富含蛋白质、维生素、低盐低脂食物，多食蔬菜、水果；同时也需要戒烟戒酒，有规律的生活，行力所能及的体育锻炼；保持乐观豁达的心态、不抑郁多愁，与人为善。

老年痴呆是一种慢性渐进性痴呆，以缓慢进展的智力减退为主要临床表现，最终演变为不能进行日常生活和人格改变。这样只有了解老年痴呆的表现，同时尽早预防，才可能最大程度地延缓病程进展，才能提高老年人的生活质量，并延长寿命。

预防老年痴呆十大秘诀

1. 均衡饮食，避免摄取过多的盐分及动物性脂肪。一天食盐的摄取量应控制在10克以下，少吃动物性脂肪及糖，蛋白质、食物纤维、维生素、矿物质等都要均衡摄取。

2. 适度运动，维持腰部及脚的强壮。手的运动也很重要，常做一些复杂精巧的手工会促进脑的活力，做菜、写日记、吹奏乐器、画画等都有预防痴呆的效果。

3. 避免过度饮酒、吸烟、生活有规律。饮酒过度会导致肝功能障碍、引起脑功能异常。一天饮酒超过0.3升的人比起一般人容易得脑血管性痴呆。吸烟不仅会造成脑血管性痴呆，也是心肌梗死等危险疾病的重要原因。

4. 预防动脉硬化、高血压和肥胖等生活习惯病。做到早发现、早治疗。

5. 小心别跌倒，头部摔伤会导致痴呆。

6. 对事物常保持高度的兴趣及好奇心，可防止记忆力减退。老年人应该多做些感兴趣的事或参加公益活动、社会活动等来强化脑部神经。

7. 要积极用脑，预防脑力衰退。如读书发表心得、下棋、写日记、写信等都是简单而有助于脑力的方法。即使在看电视连续剧时，随时说出自己的感想也可以达到活用脑力的目的。

8. 关心他人，保持良好的人际关系，找到自己的生存价值。

9. 保持年轻心态，适当打扮自己。

10. 避免过于深沉、消极、唉声叹气，要以开朗的心情生活。

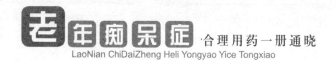
第二节　老年痴呆有哪些先兆

老年痴呆通常起病非常缓慢，5～10年病情才可能逐渐加重。一般早期是忘性大，记性差，可能转身就忘记先前要做的事或想说的话，可能上一顿吃的什么也记不清，昨天发生什么事也想不起来，但可以进行正常的社会交往，所以不太容易引起家人的注意，像经常会忘记刚才发生的事情，但是却可以把过去陈芝麻烂谷子的事记得一清二楚，经常回忆过去的人或事，会常常翻看老黄历或老照片。

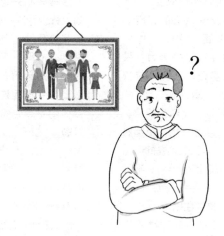

当我们身边的老人出现记忆力减退、反应迟钝，和别人说话经常应答不流畅，或是做事情丢三落四，偶尔会有戴着眼镜找眼镜，表情淡漠，不爱与其他人讲话，或是唠叨、自私、多疑，如儿女与自己不在一起住，儿女探望后离开，马上翻看家中是不是有东西丢失，或是不

爱清洁等这些与过去不同的反常表现，很多人都认为是正常的衰老现象。有的人甚至经常烦躁，常在房间内没有目的地走来走去，有的老人外出就会迷路，找不到回家的路。这些表现都可能是老年痴呆的先兆，应该引起大家的注意。

这些症状你有吗？

1. 经常忘事

2. 一天中反复问一件事

3. 总找东西

4. 做事丢三落四

我的手机呢？哪里去了呢？

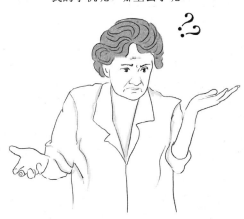

第三节　怎样识别老年痴呆

作为普通百姓，我们怎样识别老年痴呆呢？下面我们总结几条供大家参考。

1．记忆力减退　以近期遗忘为明显，往往对当天发生的事不能记忆，刚刚做过的事情或者说过的话回忆不清。有很多老人自己说，一转身怎么就想不起来要干什么呢？或者话到嘴边忘了要说什么。严重者会出现，熟悉的人想不起来叫什么，或者贵重物品忘记放在什么地方。

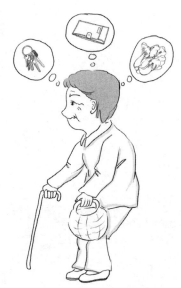

2．计算力减退　常常算错账、付错钱。去市场买个菜或是去超市买了东西，小账还可以算一下，钱稍微多点，自己就算不明白了，所以通常别人要多少钱就给多少，自己有时都不知道花了多少钱。

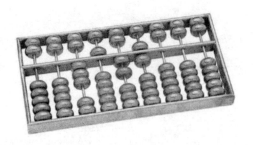

3. **难以完成熟悉的工作**　有些老人不能完成平时经常做的工作。我们经常听到老人上了年龄做菜不如从前可口了，做菜的步骤搞不清楚了，要么忘了放盐，要么忘了放油。穿衣服的次序可能也会弄不清，内衣还没有穿完就把外套穿上了，或者说衣服裤子都没有穿，就把帽子戴上了或直接穿上了鞋子。

4. **语言障碍**　经常忘记简单的话语或物品的名称。平时经常说的话不知道该怎么说，表达的意思别人都不明白。有一些日常的物品叫不出名字，像手表、冰箱等，这样生活常用的口语量变得减少很多，逐渐地不爱讲话，不会主动交流。也有一些人是重复语言，经常是一句话问了好几遍，常常是家人因为不耐烦而忽略了老人的情绪。

5. **时间、定向力障碍**　记不清今天是星期几，是哪年哪月哪日。对具体的时间没有概念，只是知道天气热了、天气冷了，大概到了几月份。

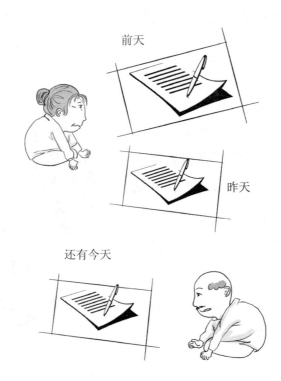

前天

昨天

还有今天

6. 定向、记忆力障碍 外出后迷路找不到家门。有时我们就会看到有的老人胸前挂着装卡片的名牌，上面写着名字、联系电话、家庭住址。如果让他们去画简单的几何图形，例如三角形、四边形、圆形，也不能勾画出来。

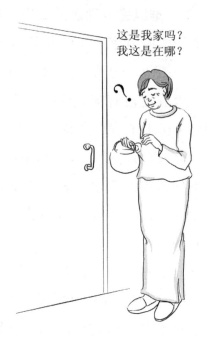

这是我家吗？
我这是在哪？

7. 判断力受损、抽象思维困难 这样的老人往往反应迟钝，思路很慢，跟不上他人交流时的节奏，交流起来很困难，不能很好沟通，另外想法会变得很简单，再举个简单的例子，和家人一同看电视剧，有时会看不清电视剧的内容。

8. 情绪或行为改变 通常患痴呆的老人情绪会变得极不稳定，可以出现抑郁、表情淡漠，还可以出现焦虑不安，容易激动，像我们常常说的"老小孩"，指脾气像孩子一样多变。

9. 人格改变 这样的老人为人处世会变得和从前大不一样，性格上也改变很多，举个例子，常常怀疑家人偷窃自己的钱财，每当亲人或熟人离开后都会回到家中查看财物是否丢失。

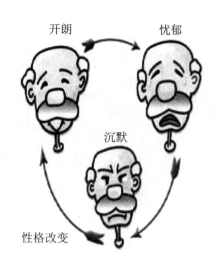

开朗　　忧郁

沉默

性格改变

10. 兴趣丧失 他们会变得很消极，没有什么主动性，不想做任何事，终日仅是昏昏欲睡或长时间坐在电视机前消磨时光，没有任何感兴趣的事。

第四节　老年痴呆的严重程度分级

老年痴呆根据其严重程度分为轻、中、重三个阶段。

1. 轻度　主要为记忆力障碍。首先是近期记忆减退，就是忘性特别大，刚开始是最近发生的事和平时经常用的东西遗忘，逐渐还会出现对过去发生的，很遥远的人和事的遗忘，偶尔认错或不认识亲人，还会出现脾气、秉性的改变，容易焦虑、消极，乱发脾气，暴躁易怒，不爱清洁，不修边幅，变得很邋遢。这个时期老人出现的记忆力减退，可能周围的人都没有足够重视，大多数人都认为是老年的退行性改变而忽略了。

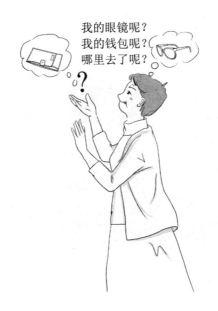

2．**中度**　这个时期会出现思维、判断力障碍，性格改变和情感障碍。对工作、学习和社会接触能力减退，特别是原有的知识和技巧出现明显衰退。逻辑思维、综合分析能力下降，语言重复、计算力下降。简单地说，原有的工作已力不从心，做事能力下降，一句话可以重复很多遍，算数或自己花钱不能很好进行。有的外出后找不到回家的路，有

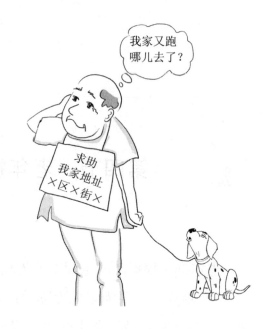

的原来外向的人会变得沉默寡言，对任何事物都提不起兴趣，更有些出现人格改变：不注意卫生、仪表，甚至随地大小便。

3．**重度**　会出现情感淡漠、哭笑无常，讲话能力丧失。不能完成日常简单的生活事项，像穿衣、吃饭，终日无语，逐渐卧床，生活不能自理，更加不能与家人正常沟通。

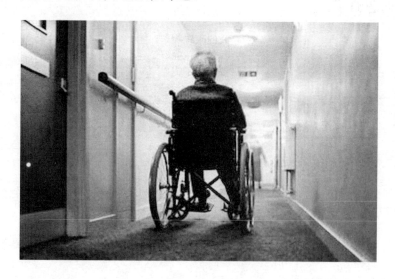

第五节　我国老年痴呆的现状

　　近50年来，我国居民的寿命大幅度增加，人口出生率下降，随之人口呈老龄化趋势。据统计，我国60岁以上人口到2000年为人口总数的10%，预期到2050年，65岁以上人口会占1/4，其中80岁以上老年人是人口比例增长最快的年龄段。

　　9月21日是世界老年痴呆日。我国老年痴呆的患病率在65岁以上人群当中平均为6.6%，而且随年龄的增长而上升。这就意味着，3个85岁以上的老年人中，就有一个是老年痴呆患者。北方地区老年痴呆的患病数量明显高于南方，另外75岁以上老年人患老年痴呆数为8.26%，80岁以上高达11.04%。

　　到目前为止，临床调查显示，患者家属中只有47%的人知道家人患的是老年痴呆，家属有意识地带患者去医院就诊的仅占13.3%。只有早期发现、早期治疗，才能改善老年痴呆的症状，提高生活质量。

第六节　老年痴呆的常用检查方法

通常患老年痴呆可以通过以下常用方法检查。

1. **影像学**　通过头部CT或头颅MRI，均可提供诊断依据，例如头部CT显示脑萎缩、脑室扩大，头颅MRI显示双侧颞叶、海马萎缩。

2. **脑电图**　早期即有改变，主要是波幅降低和节律减慢，晚期为弥漫性慢波。

3. **神经心理学检查**　对老年痴呆的评估有如下领域：定向力、记忆功能、言语功能、应用能力、注意力、知觉和执行功能。例如简单精神状况检查量表、阿尔茨海默病认知功能评价量表、长谷川痴呆量表、临床痴呆评定量表、痴呆行为障碍量表。

4. **基因检查**　明确家族史，可行APP、PS1、PS2基因监测。

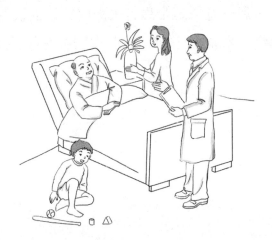

第七节 老年痴呆常常偏爱哪些人群

患老年痴呆的老人通常女性多于男性，男女比例大约为7∶26，这与女性绝经后雌激素水平下降有关，大脑中雌激素含量较低，可能加速老年痴呆的典型病理特征——大脑淀粉样蛋白沉积斑块的形成。

高龄者老年痴呆发病率较高，60岁以上人群中老年痴呆发病率占5%，80岁以上老年人发病率达20%。

丧偶、独居、精神抑郁的老年人发病率也较高，因为这些老人与外界交流比较少，他们长期孤独、寂寞，易引发老年痴呆。

肥胖者也是老年痴呆的高危人群，因为肥胖者往往是高血压、高血脂、糖尿病、心脏病的高危人群，而这些疾病又都是老年痴呆的高危因素。

嗜酒者同样是老年痴呆的高危人群。因为乙醇对脑组织有毒性作用，大脑中卵磷脂最丰富，而乙醇易与卵磷脂结合；同时嗜酒者易出现营养不良，使供应脑组织的蛋白质和B族维生素缺乏。这样长期饮酒会损害中枢神经系统，导致脑组织萎缩，记忆力和智能严重受损，最终变为痴呆。

各种各样的脑部疾病也是痴呆的高危因素，像帕金森病、脑肿瘤、脑炎、一氧化碳中毒等。

脑外伤者也容易形成老年痴呆。因为脑外伤使神经细胞受损，导

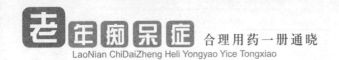
致记忆力、智力下降，严重者会出现痴呆。

摄入铝过多者可形成痴呆。铝对神经细胞有毒性，有研究表明老年痴呆患者脑组织内铝含量明显高于健康人。

有老年痴呆的患者家族患病比例更高，目前有研究表明，老年痴呆为常染色体显性遗传及多基因遗传。

文化程度在老年痴呆中有一定影响，文化程度低的老人患病率较高，而脑力劳动者及知识分子智力衰退较慢，老年痴呆的发病率相对较低。

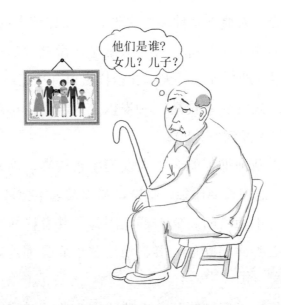

第八节　老年痴呆的危害

　　老年痴呆是继心血管病、脑血管病和癌症后，危害人们健康的"第四大杀手"，让全社会对老年性痴呆有所认识，并引发足够的重视，需要做的是以预防为主。

长期治疗，这是延缓老年痴呆的重要措施。随病情的进展，患者早期出现记忆力减退，可伴有抑郁、焦虑和工作能力的下降；进一步进展，在发病后的1～2年出现明显的认知功能障碍，同时有日常工作能力的减退；再发展，3～5年逐渐出现独立生存能力的减退、定向力障碍；6～7年会出现生活能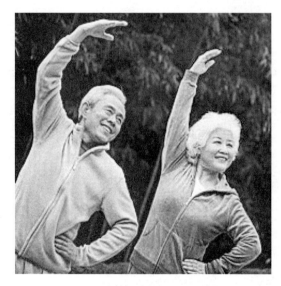力明显下降，日常生活，如洗澡、吃饭、穿衣服、如厕，必须他人帮助，还有行为混乱的现象。这样到了晚期患者逐渐卧床不起，容易出现营养不良、感染等相关疾病。从一般症状到生活不能自理，需要10年左右的时间。

　　所以，有这样老人的家庭，就需要创造一个舒适、安静的环境，

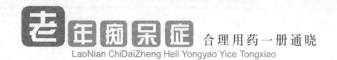

多多与之沟通、交流，尽量让患者保持生活自理，做力所能及的事，规律饮食、定时大小便，调整规律作息时间，适当活动，从而更好提高生活质量。

（张　玥）

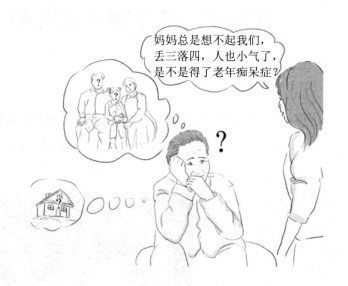

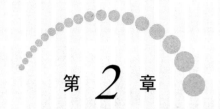

第 *2* 章

老年痴呆症需与哪些疾病相鉴别

　　除老年痴呆症以外，还有许多疾病也可以引起痴呆的症状，需要进行鉴别，不同原因引起的痴呆表现有所差异，治疗及预后也不尽相同。有些原因引起的痴呆，若能及时祛除病因，得到及时治疗，是可以逐渐恢复的，而有些痴呆症患者的表现往往是更加凶险的疾病的早期症状，所以，了解其他可引起痴呆的病因，对及早发现，早期治疗十分必要。

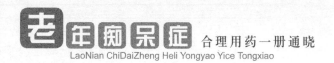
第一节　健　忘

　　健忘，是指人的大脑没有受到损害，仅记忆出现了问题。主要表现就是记忆力减退，临床发病率男性明显高于女性。

　　健忘症的诱发原因有很多，根据人体自身诱因和外界环境诱因可大致分为两类。首先，人体自身诱因最主要的是年龄因素，人的记忆高峰出现在20岁前后，然后随着大脑的各项功能的减退而开始逐渐衰退，25岁前后记忆力开始下降，随着年龄逐渐增长，记忆力会逐渐减退，因此30岁左右的人就有可能患上健忘症，而40岁以上的中老年患病概率将会倍增。其次，心理因素对健忘也有不容忽视的影响，到医院就诊的很多健忘患者同时伴有抑郁、焦虑症状。原因是患者陷入抑郁、焦虑，就会固执地仅关注抑郁本身，而对其他的人和事情漠不关心，于是大脑的活动力下降，而导致健忘。外界环境诱因包括人们每天工作、学习、生活中所面对的种种压力及不良生活习惯如长期吸烟、过度饮酒、挑食偏食造成的营养不均衡、维生素缺乏等因素导致脑细胞产生疲劳引起暂时性记忆力下降。由于目前外界环境诱因对年轻人的影响比较大，所以近年来健忘的发病年龄有逐渐降低趋势。

　　健忘症除了记忆力下降之外，同时还可能伴有下述表现，如疲劳乏力、失眠多梦、心烦、心悸、气短、饮食减少、头晕、耳鸣、腰酸。医学量表显示健忘患者近期的记忆力正常，无人格、精神障碍，健忘经提醒可改善，不会影响患者正常的工作、生活。

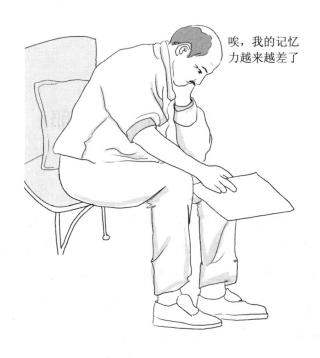

唉，我的记忆力越来越差了

老年痴呆症记忆力减退表现以近期记忆力下降为主，可伴有远期记忆力障碍，但与近期记忆力损害比较程度较轻，就是表现为对刚发生的事、刚说过的话等无法记忆，忘记熟悉的人名，对年代久远的事情记忆相对清楚。同时，老年痴呆症的患者随着病情进展，会出现熟练运用及社交能力下降，并且逐渐加重。严重时还会出现时间、空间观念下降，因此老年痴呆症患者经常迷路，甚至在自己家中也不能独立到达想去的位置。老年痴呆症患者早期就会伴有较严重的抑郁倾向，随后出现人格障碍和精神症状，甚至出现妄想、幻听、幻视、错觉。另外，患者还会出现听不懂别人讲话、不能讲话、不认识常见的东西、不会计算等表现，因此不能正常工作、生活。

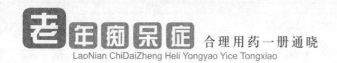

第二节 抑 郁

　　抑郁症是一种常见的精神类疾病，以情绪低落、思维迟缓、言语减少、行动迟缓为典型症状。抑郁症严重困扰患者的生活和工作，给家庭和社会带来沉重的负担，约15%的抑郁症患者死于自杀。

　　抑郁症表现多种多样、轻重不同，主要表现有如下几方面。

　　1．心境低落　主要表现为显著而持续的情感低落、悲观。轻者闷闷不乐、无愉快感、兴趣减退，重者悲观绝望、痛不欲生、生不如死。典型患者的抑郁心境有晨重夜轻的节律变化。在心境低落的基础上，患者会出现自我评价降低，产生无用感、无价值感、无望感以及无助感，常伴有自责自罪，严重者出现妄想，甚至幻觉。消极悲观的思想及自责自罪、缺乏自信心可萌发绝望的念头，认为"结束自己的生命是一种解脱""自己活在世上是多余的人"，并会使自杀企图发展成自杀行为。这是抑郁症最危险的症状，应提高警惕。

　　2．思维迟缓　患者思维联想速度缓慢，反应迟钝，思路闭塞，自觉"脑子像糨糊一样""脑子好像是生了锈的机器"。表现为主动言语减少，语速明显减慢，对答困难，严重者交流无法顺利进行。

　　3．意志活动减退　患者意志活动呈现显著持久的抑制状态。表现行为缓慢，生活被动、懒散，不愿和周围人接触交往，不想做事，疏远亲友、闭门独居、回避社交。严重时连吃、喝等基本生理需求和个人卫生都不顾，蓬头垢面、不修边幅，甚至逐渐发展为不语、不动、不食，称为"抑郁性木僵"。伴有焦虑的患者表现为坐立不安、搓手顿足或踱来踱去。严重的患者常有消极自杀的想法或行为。

4. 认知功能障碍 抑郁症患者存在不同程度的认知功能障碍。主要表现为记忆力下降、注意力不集中、反应时间延长、警觉性增高、抽象思维能力减退、学习困难、语言流畅性差、空间及时间定向力差、眼手协调性及思维灵活性下降等能力减退。认知功能障碍导致患者社会功能下降，从而影响患者生活及工作。

5. 躯体症状 主要有睡眠障碍、食欲缺乏、乏力、便秘、躯体疼痛、性欲减退、阳萎、闭经等。躯体不适的表述可涉及各脏器，如头晕头痛、恶心嗳气、心悸气短、尿频多汗等，常被诊断为自主神经功能紊乱。其中，睡眠障碍表现为入睡困难，多梦及早醒，醒后无法再入睡。早醒对抑郁具有特征性意义。少数患者表现为睡眠增多。食欲紊乱常表现为食欲减退、没有食欲，逐渐出现体重减轻，甚至营养不良；少数患者可出现食欲亢进、体重增加。

抑郁症病前有明显的精神诱因，常引起思维和记忆困难，称为假性痴呆，而早期痴呆可能表现为抑郁，因此老年痴呆症与抑郁鉴别有一定难度，特别是老年痴呆症患者同时伴有抑郁时尤为困难。基本症状是工作能力下降，兴趣减少和待人冷淡，并有后悔、忧郁及绝望等情绪，但细心与患者交流可以发现，患者对疾病的细节描述得很清楚，检查过程通过鼓励、启发，可以在短时间内表现出良好的记忆力、注意力和计算力，抗抑郁治疗有效。

第三节　血管性痴呆

血管性痴呆是指脑血管疾病引起脑损害导致的智能及认知功能障碍综合征，是老年患者常见的痴呆病因之一。65岁以上人群中约有5%患有痴呆症，其中老年痴呆占全部痴呆症的50%，血管性痴呆占20%左右，老年痴呆合并血管性痴呆占10%～20%。

血管性痴呆的病因包括脑血管病和危险因素两个方面。脑血管病包括脑梗死、脑出血、脑静脉病变等，梗死、白质病变、不完全的缺血性损伤、缺血性功能改变等均与血管性痴呆有关；危险因素包括高血压、高血脂、心脏病、糖尿病、动脉硬化剂、吸烟等脑血管病的危险因素以及脑卒中、缺血性白质病变、高龄、受教育程度低等。

血管性痴呆的特点是痴呆可突然发生、阶梯式进展、波动性或慢性病程、有卒中病史等。血管性痴呆有多种类型，主要包括皮质性、关键部位梗死性、皮质下性、低灌注性、心源性、出血性、遗传血管性、老年痴呆合并血管性痴呆等。

血管性痴呆的诊断包括如下几方面。

1. 突发的认知功能损害、失语、失认、失用、定向力及注意力差、视空间或结构障碍，早期可出现记忆障碍但较轻，多伴有一定程度的执行能力受损，如缺乏目标性、主动性、计划性、组织能力减退和抽象思维能力差等。

2.临床检查有局灶性神经系统症状和体征，如偏瘫、中枢性面瘫、感觉障碍、偏盲、言语障碍等，符合头颅CT、MRI上相应病灶，可有/无卒中史。

3.痴呆与脑血管病密切相关，痴呆发生于卒中后3个月内，并持续6个月以上；或认知功能障碍突然加重，或波动，或呈阶梯样逐渐进展。

4.认知功能损害呈斑块状损害，人格相对完整，病程波动，多次脑卒中史；可呈现行走困难、吞咽困难、声音嘶哑等体征；存在脑血管病的危险因素。

5.血管性痴呆确诊须尸检或脑组织活检证实不含有超过年龄相关的神经元纤维缠结和老年斑数，以及其他变性疾病组织学特征。

6.排除因素：意识障碍、谵妄、精神病、失语和严重妨碍神经心理测试的感觉运动损害，伴记忆和认知缺损的系统性疾病或其他脑病。

血管性痴呆与老年痴呆都是老年期常见的痴呆症，临床表现有不少相似之处。二者之间区别在于，血管性痴呆可突然发生或呈阶梯样进展，呈波动性病程，主要表现为执行功能障碍，伴随脑血管病事件的发生，有局灶性神经系统体征；老年痴呆作为变性病性痴呆症，起病隐袭，进展缓慢，发展有明显的阶段性，主要表现为渐进性记忆障碍及认知障碍。

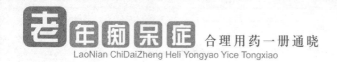
第四节 额颞叶痴呆

额颞叶痴呆是指中老年患者逐渐出现人格改变、精神障碍、行为异常的痴呆症状，神经影像学显示额叶和颞叶脑萎缩。额颞叶痴呆是神经变性痴呆较常见的病因，约占全部痴呆患者的25%。发病高峰为60岁，女性较多。

额颞叶痴呆患者均起病隐匿，进展缓慢。早期出现情感和人格的改变，如固执、易激惹、暴怒、淡漠和抑郁等；逐渐出现行为异常，如对事物漠然、举止不当和行为冲动等，还可出现迟钝、失认和思维快速变换，口部过度活动、食欲亢进、体重增加，把任何东西都放入口中试探，伴健忘、失语等。患者不能思考，言语明显减少，并且词汇贫乏，刻板和模仿语言以至缄默，伴有躯体异常感和片断妄想等表现。早期患者查体可出现吸吮反射、强握反射等体征，晚期出现肌阵挛、锥体束征及帕金森病。

额颞叶痴呆诊断标准：

1. 中老年人（通常50－60岁）早期缓慢出现情感变化、举止不当和人格改变，逐渐出现行为异常。

2. 言语障碍：早期出现言语减少、词汇贫乏、刻板语言和模仿语言，随后出现明显失语。

3. 认知功能：早期记忆力障碍较轻，时间、空间定向力相对保留，计算力保存。晚期出现智能衰退、遗忘、尿便失禁和缄默症等。

4. CT和MRI显示额和(或)颞叶不对称性萎缩。

具备上述1～4项标准，排除其他因素导致痴呆，可诊断为额颞叶痴呆，如有家族史遗传学检查发现Tau蛋白基因突变可确诊。

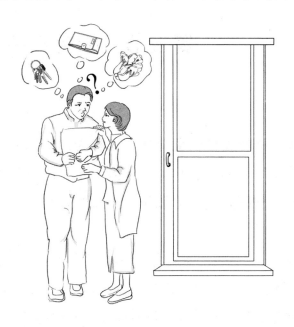

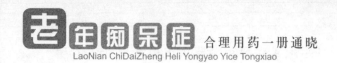

第五节　帕金森病

帕金森病又称特发性帕金森病，也称为震颤麻痹，是中老年人常见的神经系统变性疾病，也是中老年人最常见的锥体外系疾病。65岁以上老年人群患病率为2%，男性稍多于女性，目前我国的帕金森病患者人数已超过200万。

目前普遍认为，帕金森病并非单一因素致病，可能多种因素参与。遗传因素使患病易感性增加，在环境因素及年龄老化共同作用下，通过多种机制引起黑质多巴胺能神经元变性坏死，导致发病。

症状体征　帕金森病多见于中老年人，隐袭性发病，50岁以上的患者占总患病人数的90%以上，慢性进展性病程，5～8年后约50%患者需要帮助。震颤、强直、运动不能(或运动减少)与姿势和平衡障碍为其主要表现。

帕金森病患者首发症状存在着个体差异，以震颤(60%～70%)为最多，依次为步行障碍（12%）、肌强直（10%）和运动迟缓(10%)。症状通常由一侧上肢开始，逐渐扩展至同侧下肢、对侧上肢及下肢，即呈"N"字形逐渐进展。患者最早的感受是肢体震颤和僵硬。

(1)静止性震颤：震颤多自一侧上肢远端开始，表现如"搓丸样"动作，4～6次/秒，主要表现为粗大震颤。震颤逐渐扩展四肢，但上肢通常重于下肢。下颌、口唇、舌及头部受累较晚。震颤于静止状态时明显，精神紧张时加重，随意运动时减轻，睡眠时完全停止。应当注意的是，部分高龄老年人（70岁以上）可不出现震颤。

(2)强直：伸肌和屈肌的张力都增高。当腕、肘关节被动运动时，检查者感受到的增高阻力保持均匀一致，称为"铅管样强直"。如患者合并有震颤，则在伸屈肢体时感到在均匀的阻力上出现断续的停顿，如齿轮在转动一样，称为"齿轮样强直"。肌强直严重者可引起腰痛及肩、髋关节疼痛。

(3)运动迟缓：是帕金森病特殊的运动障碍，是帕金森病致残的主要原因。运动障碍表现为以下几点。

①运动启动困难和速度减慢：日常生活不能自理，坐下后不能起立，卧床时不能自行翻身，解系鞋带和纽扣、穿脱鞋袜或裤子、洗脸及刷牙等动作都有困难。

②多样性运动缺陷：表情肌少动，表现为表情缺乏、瞬目少、双眼凝视，称之为"面具脸"。严重者口、咽和腭肌运动障碍使构音、咀嚼、吞咽困难，大量流涎。

③运动变换困难：从一种运动状态转换为另一种运动困难，出现运动中止或重复。如行走中不能敬礼、回答问题时不能系鞋带和扣纽扣等精细动作困难。患者上肢不能做精细动作，书写困难，所写的字弯曲，越写越小，尤其在行末时写得特别小，称为"写字过小征"。

④姿势保持与平衡障碍：表现为起步困难，但一迈步后，即以极小的步伐向前冲去，步距小，越走越快，不能即时停步或转弯，称"慌张步态"。转弯困难，因躯干僵硬且平衡障碍，故当患者企图转弯时，需采取连续小步使躯干和头部一起转向。由于姿势反射调节障碍，患者行走常发生不稳、跌倒，尤其在转弯，上下楼梯更易发生，立位时轻推(拉)患者有明显不稳。由于四肢、躯干、颈部肌肉强直，患者呈现特殊姿势：头部前倾、躯干俯屈、肘关节屈曲、前臂内收、

腕关节伸直、髋关节、膝关节略弯曲，称为"屈曲体姿"。

⑤其他：患者可出现顽固性便秘、大量出汗、皮脂溢出增多等。大部分患者还伴有高级神经功能紊乱症状，如痴呆、抑郁、性欲减退、睡眠障碍、纳差、周身乏力疼痛等。精神症状发生率较高（约27%），最常见为抑郁症，可有无欲、思维迟钝及视幻觉等，疾病晚期可出现智力衰退现象。

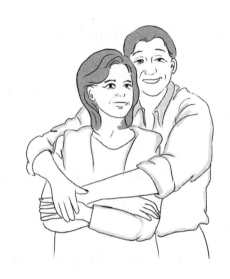

第六节　正常压力脑积水

　　正常颅压脑积水是指脑室内压力正常，有脑室扩大。临床表现以步态不稳、进行性智力减退和尿失禁为主要症状，在分流治疗后对步态不稳和智力障碍有一定效果。

　　症状体征　主要症状是步态不稳、进行性智力减退和尿失禁。多数患者症状呈进行性加重，有些患者在病情出现后，其病程为数月或数年。患者没有明显头痛等高颅压表现，但有行为改变、癫痫或帕金森综合征症状。晚期可出现摸索现象和强握反射。步态不稳常是首要的症状，多先于其他症状数月或数年，有些患者步态不稳和智力改变可同时发生，也有在其他症状以后发生。其表现从轻度走路不稳到不能走路，甚至不能站立，并常有摔倒病史。患者抬腿困难，不能抗重力活动，步距宽，步幅小，走路失衡，不能两足先后连贯顺序活动。智力障碍在每个患者中差异较大，近期记忆丧失是最突出的特点，患者常表现呆滞，自发性或主动性活动减少，谈话、阅读、写作、爱好和创造性减弱，对家庭淡漠不关心或冷淡、孤僻、工作效率差。这些复杂活动异常，称为意志丧失性格。有试验发现，患者运用词汇能力基本保留，而运用非词汇能力，如画画、拷贝、表格排列以及难题的测试都有很大程度障碍。随着病情进一步加重，对周围人提出的问题无反应，只做部分或简短回答，自主活动延迟或缓慢。在某些早期病人智力损害中，有焦虑和复杂性智力功能紊乱，如妄想、幻觉和语无伦次，也可有行动缓慢、动作僵硬症状。尿失禁在某些病人表现很急，但多数病人表现为对排尿知觉或尿起动作的感觉减退，大便失禁少见。

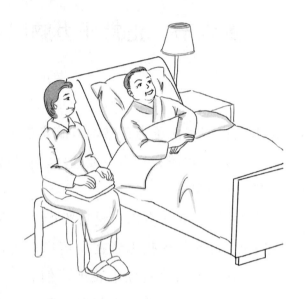

第七节　中毒和营养缺乏引起的痴呆

 中毒引发的痴呆

中毒是普遍引发痴呆的原因，对于这一点很多人都会感到诧异，身边的老年人会因为中毒而导致老年痴呆？常见的中毒有一氧化碳中毒、酒精中毒、重金属中毒、有机物中毒等，中毒所致的痴呆中最为常见的是一氧化碳中毒和酒精中毒所致的痴呆。

1. 一氧化碳中毒　人体吸入一氧化碳后，往往毫无知觉，甚至出现严重的症状后仍不知何故，从而继续处在高浓度的一氧化碳环境中，直至死亡，因此一氧化碳被称之为"沉默的杀手"。一氧化碳中毒对全身的组织细胞均有毒性作用，尤其对大脑皮质的影响最为严重。临床表现：主要为缺氧，其严重程度与碳氧血红蛋白的饱和度呈比例关系。

（1）轻型：中毒时间短，血液中碳氧血红蛋白为10%～30%。表现为中毒的早期症状，头痛、眩晕、心悸、恶心、呕吐、四肢无力，甚至出现短暂的昏厥，一般神志尚清醒，脱离中毒环境，吸入新鲜空气后，症状迅速消失，一般不留后遗症。

（2）中型：中毒时间稍长，血液中碳氧血红蛋白占30%～50%，在轻型症状的基础上，可出现意识模糊、虚脱或昏迷。皮肤和黏膜呈现特有的樱桃红色。如抢救及时，可迅速清醒，数天内完全恢复，一般无后遗症状。

（3）重型：发现时间过晚，吸入煤气过多，或在短时间内吸入高浓度的一氧化碳，血液碳氧血红蛋白浓度在50%以上，病人呈现深度昏迷，各种反射消失，大小便失禁，四肢厥冷，血压下降，呼吸急促，会很快死亡。一般昏迷时间越长，预后越严重，常留有痴呆、记忆力和理解力减退、肢体瘫痪等后遗症。

（4）其他伴随症状：患者多伴有脑水肿、肺水肿、心肌损害、心律失常和呼吸抑制，可造成死亡。某些患者的胸部和四肢皮肤可出现水疱和红肿，主要是由于自主神经营养障碍所致。部分急性一氧化碳中毒患者于昏迷苏醒后，经2～30天的假愈期，会再度昏迷，并出现记忆力下降，反应迟钝，疲乏无力，性格改变，淡漠或激动不安等痴呆症状；也可出现木僵型精神病、震颤麻痹综合征、感觉运动障碍或周围神经病等精神神经后发症，又称急性一氧化碳中毒迟发脑病。长期接触低浓度一氧化碳，可有头痛、眩晕、记忆力减退、注意力不集中、心悸。

2. 酒精中毒　酒精中毒系指长期大量饮酒所致的精神和躯体障碍，酒精依赖系指慢性酒精中毒者一旦停饮酒，可产生一系列戒断症状。实际上酒精依赖者经常处于中毒状态中，我国酒精中毒的发病率比西方国家低，但近年来似有增高趋势，应予重视。

（1）病因及发病机制：酒精为亲神经物质，对中枢神经有抑制作用，饮酒后有松弛、温暖感觉，可消除紧张、解乏和减轻不适或疼痛感。一次大量饮酒可造成醉酒状态，是常见的急性酒精中毒；长期大量饮酒可导致大脑皮质、小脑、脑桥和胼胝体变性，肝脏、心脏、内分泌腺体损害，营养不良，酶和维生素缺乏等，各种酒类均可导致依赖，但含酒精浓度高的烈酒，较易成瘾，产生依赖的速度较慢。慢性酒精中毒的患者常有10年以上的饮酒史，酒类与镇静催眠药可有交叉耐受性，有些酒精依赖者可伴有催眠镇静药依赖。

（2）症状及体征：酒精中毒临床表现最常见的早期症状为四肢与躯干的急性震颤，患者不能静坐或稳定地握杯，易激动和惊跳，害怕面对他人，常见恶心、呕吐和出汗，若给饮酒，上述症状迅速消失，否则会持续数天之久。进一步发展，可有短暂错觉幻觉，视物变形，发声不清或狂叫，随后可出现癫痫发作，48小时后可产生震颤谵妄。慢性酒精中毒者常呈人格改变，表现自私、乖戾、对工作和家庭不负责任，终日嗜酒如命，常有说谎、偷窃等行为，患者通常同时伴有躯体疾病，包括慢性胃炎、肝硬化、吸收不良综合征、周围神经病及心肌损害等，慢性酒精中毒常见的精神障碍有以下诸类型。

①情绪障碍：患者往往产生抑郁的情绪，狂躁、焦虑不安也常见。严重者会产生自杀念头。

②酒精中毒性幻觉症：主要症状为幻听或幻视，病人可听见责骂声，在此基础上形成妄想观念，有的病人可看见恐怖场面，一般可持续数日。

③柯萨可夫综合征（遗忘综合征）：为慢性酒精中毒者的后遗症，临床特征为近记忆和定向障碍，错构和虚构，判断障碍和情绪欣快，常伴有躯体或神经系统病变。研究认为，乙醇对大脑皮质下结构有直接毒性反应，并且酒精中毒导致机体营养不足和维生素B_1缺乏所致脑皮质联合区发生改变而导致遗忘综合征。经B族维生素治疗，很少能完全恢复。

④震颤谵妄：为慢性酒精中毒者突然停饮后出现的急性精神障碍，患者意识模糊，兴奋，惊恐与幻视，伴有发热，多汗，血压升高，心动过速，舌唇和四肢粗大震颤及瞳孔散大，严重时可有抽搐发

作，实验室检查可见白细胞增高，红细胞沉降率增快及肝功能损害，发作一般持续3～4天，症状于夜间加剧，以熟睡告终，醒后可完全恢复，谵妄经过不能回忆，一般经支持治疗均可迅速好转，严重谵妄病人可用氯丙嗪肌内注射或静脉滴注，少数病人可死于心力衰竭，或转为柯萨可夫综合征。

⑤酒精中毒性痴呆：初期可有倦怠感，对事物不关心，情感平淡，失去礼仪；晚期会出现卧床不起，尿失禁等。

⑥酒精中毒性人格衰退：对酒的需要超过一切活动，为酒而欺骗、偷窃或发生攻击行为。对工作不负责，对亲人失去感情，丧失对家庭和社会的责任感。

 ## 营养缺乏引发的痴呆

维生素缺乏，尤以B族维生素缺乏，如维生素B_1（硫胺）、烟酸（维生素B_2）、维生素B_{12}（钴胺素）及叶酸等缺乏均可引起痴呆或代谢性脑病。

病因：其常见的病因如慢性酒精中毒、糖尿病、长期腹泻、胃手术切除、严重营养不良、持续性呕吐（如妊娠剧吐、幽门梗阻和胃炎等）、全身性疾病（如肿瘤、肝衰竭、播散性结核和尿毒症）、小肠吸收不良、不适当的胃肠外营养和慢性血液透析等。

生理情况下，这些维生素被人体吸收后组成细胞内重要辅酶，参与核糖核酸和脱氧核糖核酸的组成和体内许多代谢过程，如葡萄糖和脂肪代谢等。维生素缺乏必然导致神经系统能量代谢障碍，而神经系统能量来源主要为葡萄糖，故神经系统很容易受累，从而产生记忆障碍，尤以近事记忆减退更甚，常伴虚构，对时间、地点的定向发生障碍，甚至连家属都不认识，情感淡漠和抑郁，易激惹和偏执倾向及行为紊乱。诊断一旦明确，应及时补充相应维生素。例如维生素B_1缺乏引起的威尼克（Wernicke）脑病，其表现为精神障碍、近期记忆丧失、定向不全，另可伴慢性营养不良及周围神经炎的症状和体征。不及时治疗，病死率可高达50%，而早期大量维生素B_1治疗常可迅速缓解症状。

镁、钾与钙等相协调可预防血管硬化，增强脑的血流量，有利于预防老年痴呆的发生。因此，当镁、钾与钙缺乏时，可导致痴呆症发生。

（由　阳）

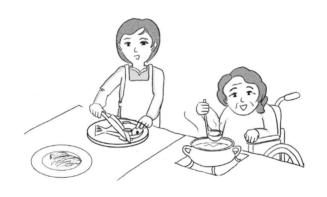

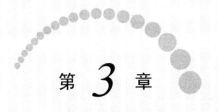

第 *3* 章

老年痴呆宜用什么药

老年痴呆的药物治疗目的是延缓、稳定、改善患者的认知、行为和功能症状，提高患者日常生活能力和生活质量，减少并发症，延长生存期，减轻照料者的负担。

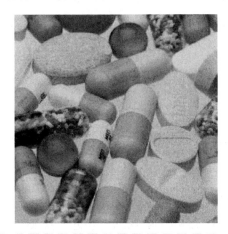

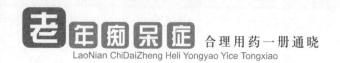
第一节 胆碱酯酶抑制药

老年痴呆（AD）的药物治疗，近年来仍以胆碱酯酶抑制药为首先用药，有4种已获得美国FDA批准用于治疗老年痴呆的胆碱酯酶抑制药包括：多奈哌齐（安理申）、他克林、利斯的明（艾斯能）、加兰他敏。此外，我国自行研制的用于治疗AD的天然药物石杉碱甲（双益平）已在临床上应用。

1. 多奈哌齐（安理申）　此药于1996年获美国FDA批准上市，用于治疗各种程度的AD，是一种新的六氢吡啶衍生物，它对中枢神经系统的乙酰胆碱酯酶具有较高的选择性，不良反应较小。可增加整个脑血流量，减轻神经毒性等优点，大量研究表明，此药可以改善重度AD患者的认知及活动能力，可能改善痴呆患者的精神症状。此药物的吸收不受食物影响，对有肝、肾疾病的病人原则上不需改变剂量，但严重肝、肾疾病患者需加强监测。

服药方法：每日服用5mg或10mg，晚上睡前服，可减少胃肠道不适等症状，但经常失眠的患者则建议白天服药。建议最初4～6周每日服用5mg，然后加量至每日服用10mg，可减少不良反应的发生。

不良反应：此药常见的不良反应主要是胃肠道反应，表现为腹部不适、恶心、呕吐、腹泻、厌食等，常在剂量快速增加时容易产生（如服药起始剂量为每日10mg，或1周内剂量由5mg增加至10mg）。另外，其他不良反应还有失眠、疲乏、肌肉痉挛、头晕、头痛等不适，大部分不良反应均短暂且轻微，通常是表现为一过性，多发生在治疗的前3周，持续1～2天，无须停药或调整剂量，继续服药可缓解。该药还可对心脏产生迷走神经样作用，故心脏传导阻滞、心动过缓者应慎用；严重哮喘及阻塞性肺疾病者须警惕其拟胆碱作用，此药还可增加胃酸分泌，故对有溃疡病史或同时服用非甾体消炎药的患者，应注意可能出现消化道出血症状。

2. 他克林 此药作为第一个中枢作用的可逆性抗胆碱酯酶药。其药理作用可以通过减缓中枢乙酰胆碱的降解，提高大脑皮质的乙酰胆碱浓度而发挥作用。适合治疗轻中度阿尔茨海默病。此外，该药具有拮抗非除极肌松药的作用。也可用作呼吸兴奋药，可减轻吗啡治疗所引起的呼吸抑制。

服用方法：开始口服(空腹)10mg，每天4次，至少持续6周。在这一初始阶段中不宜加量，因可能出现延迟发生的肝功能谷丙转氨酶升高。如未见明显升高，每天用量可增加40mg，在6周内，最高用量可达每天160mg，4次分服。

不良反应：主要可致ALT升高，多数发生在治疗的前12周内。

3. 重酒石酸卡巴拉汀（艾斯能） 此药属氨基甲酸酯类化合物，它的作用机制是选择性抑制中枢神经系统乙酰胆碱酯酶，尤其对海马及皮质有高度的选择性，使神经细胞突触间隙乙酰胆碱的浓度增加，使AD患者的临床症状得以改善，可用于治疗各期AD患者，能够较好地提高认知功能、日常活动能力及精神症状，而且耐受性好。有证据表明对AD患者使用越早，疗效越明显，可以长期用药。另外，艾斯能对治疗合并有血管危险因素的AD患者的疗效更明显，该药可增加脑血流量，防止缺血损伤。

服用方法：艾斯能的推荐起始剂量是每天2次，每次1.5mg，前4

周为剂量调整期，根据患者耐受性确定患者能耐受的最高剂量，每剂量水平治疗至少应持续两周，推荐的最大剂量是每天2次，每次6mg。维持服药期间不需要调整剂量。艾斯能应当每日随早餐和晚餐一起服用，应将整个胶囊吞服。治疗期间若因不良反应停药，在重新服药时应将用药量减至前一个低剂量水平，甚至更低剂量水平。初始服用时应注意监测肝肾功能。艾斯能治疗6个月可明显改善AD病人的认知、日常生活活动和总体执行功能。每日服用1～4mg可观察到治疗效果，但每天6～12mg（分2次服）治疗效果最好。

不良反应：该药最常见的不良反应是恶心、呕吐、眩晕、腹泻和头痛。一般并不严重，持续时间也不长。当不良反应发生时可以减少剂量，当不良反应消失后再考虑是否增加剂量。

4. **加兰他敏**　是石蒜科中的一种生物碱，是另外一种选择性高的竞争性乙酰胆碱酯酶抑制药，没有肝毒性。因为加兰他敏与乙酰胆碱竞争性结合乙酰胆碱酯酶，因此在胆碱能高度不足的脑区，加兰他敏就可以更多地结合到乙酰胆碱酯酶，增加突触间隙乙酰胆碱的浓度，进而改善突触后神经元的功能，这种竞争性抑制的机制可以使胆碱能功能缺陷严重部位的功能得到改善，而不明显影响胆碱能正常的脑区。加兰他敏不与蛋白质结合，也不受进食和同时服药的影响。

推荐治疗剂量为：每日30～60mg。

不良反应主要为胆碱能性质的，如恶心、呕吐、腹泻等胃肠道反应，以治疗开始的2～3周多见，以后逐渐消失。

5. **石杉碱甲（双益平，哈伯因）**　是我国研究人员从石杉科石杉属植物蛇足石杉(千层塔)中分离得到的一种新生物碱。于1994年批准上市。它是一种高选择性的胆碱酯酶竞争性和非竞争性的混合型抑制药，其脂溶性高，分子小，易透过血脑屏障，进入中枢后较多分布于大脑的额叶、颞叶、海马等部位，增加神经突触间隙的乙酰胆碱含量，有效地治疗中老年人记忆力减退和各种类型的痴呆。

服药方法：通常每日2次，每次100～200μg，但每日服用量不超过450μg。

不良反应：主要为恶心、呕吐、厌食、胃肠道不适、腹泻等消化道症状，以及头晕、乏力、兴奋、失眠等反应，一般可自行消失。反应明显时减量或停药则可缓解、消失。

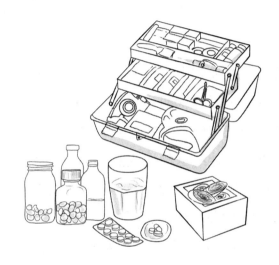

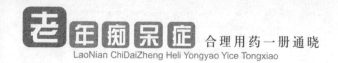

第二节　谷氨酸受体拮抗药

在老年痴呆患者的大脑中，皮质和离皮质途径的锥体细胞神经纤维退化。这些锥体细胞以谷氨酸为兴奋递质。这些神经元受损，功能丧失时会导致老年痴呆；但若功能过强，则会产生兴奋性毒性，引起神经元死亡，造成多种神经退化性疾病。因此，调控退化的谷氨酸神经元的突触活性有望治疗老年痴呆。谷氨酸受体调控剂的代表药物为盐酸美金刚（盐酸美金刚片）及黄皮酰胺。

1. 盐酸美金刚片　是N-甲基-D-天门冬氨酸（NMDA）受体阻滞药，是获得FDA批准的用于治疗中、重度AD的药物，主要通过调节脑内谷氨酸水平发挥作用。研究表明，盐酸美金刚是一种安全、有效，且较有市场前景的药物，单用或与多奈哌齐联用都有明显的治疗作用。

服用方法：成人每日最大剂量20mg。为减少不良反应，可在治疗前3周按每周递增5mg剂量的方法逐渐达到维持剂量，具体如下：治疗第1周的剂量为每日5mg（半片，晨服），第2周每天10mg（每次半片，每日2次），第3周每天15mg（早上服1片，下午服半片），第4周开始以后服用推荐的维持剂量每天20mg（每次1片，每日2次）。盐酸美金刚片药可空腹服用，也可随食物同服。

不良反应：常见有幻觉、意识混沌、头晕、头痛和疲倦，其发生率低于2%。少见的不良反应有焦虑、肌张力增高、呕吐、膀胱炎和性欲亢进,其发生率为0.1%～1%。有癫痫发作的报道,多发生在有惊厥病史的患者。这些不良反应一般较轻,停药后大多可迅速消失。

2. **黄皮酰胺** 此药是从芸香科植物黄皮中提取的一种有效成分,研究发现,哺乳动物脑中许多部位谷氨酸能突触传递在经适当刺激后会发生持久变化,该变化的2种常见形式为长时程增强和长时程抑制,二者均受钙离子调节,并依赖于NMDA受体的激活,当发生长时程增强时,将会促进记忆和认知功能。但目前尚停留在研究阶段,临床上无药用。随着药物开发的不断深入,此类药物逐渐显现出良好的应用前景,相信将来会有疗效更高,不良反应更小的此类新药用于临床。

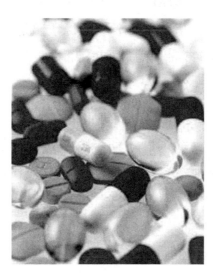

第三节 钙通道阻滞药

对于老年痴呆的药物治疗，钙通道阻滞药可选择性地扩张脑血管，对抗脑血管痉挛，增加脑血流量，对局部脑缺血具有保护作用，并能抑制和解除由血管活性物质如NE、5-HT、前列腺素等引起的血管收缩。其代表药物有尼莫地平、盐酸氟桂利嗪。

1. **尼莫地平** 为二氢吡啶类钙通道阻滞药，该药容易通过血脑屏障而作用于脑血管及神经细胞。药理特性是选择性扩张脑血管，而无盗血现象，在增加脑血流量的同时而不影响脑代谢。有抗抑郁和改善学习、记忆功能的作用。另有降低红细胞脆性，血浆黏稠性和抑制血小板聚集作用，用于原发性进行性痴呆、血管性痴呆和AD的治疗。服用方法：记忆力减退每次30～40mg，每日3次，连服3个月。

不良反应：偶见面红、头晕、皮肤瘙痒、口唇麻木、皮疹等症状，一般不需停药。

2. **盐酸氟桂嗪** 此药是选择性钙通道阻滞药，可阻滞过量的钙离子跨膜进入细胞内，防止细胞内钙超载造成的损伤，对心脏收缩和传导无影响。

服用方法：对于65岁以下患者开始治疗时可给予每晚10mg，65岁以上患者每晚5mg。此药不宜长期服用。

不良反应：最常见的不良反应为嗜睡和疲惫，可出现体重增加或出现食欲增加，长期用药时，偶见下列严重的不良反应：①抑郁症，有抑郁病史的女性患者尤其易发生此反应。②锥体外系，可出现运动徐缓、强直、静坐不能、口颌运动等症状。因此有抑郁症病史、帕金森病或其他锥体外系疾病症状的患者应禁止使用。

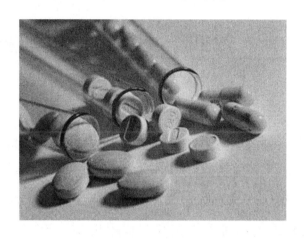

第四节 脑血管扩张药

血管因素与AD发病机制的联系已成为专家共识，脑动脉硬化、高血压病、冠心病、心房纤颤、糖尿病等因素者能增加AD的风险，因此，规范对血管危险因素的处理，合理应用脑血管扩张药有助于AD的治疗。本节主要讲述脑血管扩张药的作用机制、治疗原则、常用药物及注意事项。

1. **银杏叶提取物** 此药物的主要活性成分为银杏黄酮苷和萜类化合物。其药理作用是通过扩张脑动、静脉，改善循环增加脑部血流，恢复脑功能。具有抗血小板活化因子，抑制血小板聚集，阻止中性粒细胞脱颗粒，减少自由基的形成；该药能阻止AD的进展，对痴呆的记忆力减退、情感淡漠等有改善作用。

银杏叶提取物的不良反应相对较小，但仍有胃肠道反应，并延长正常的出血时间。它不能用于正接受抗凝治疗的病人。

2. **丁苯酞** 从芹菜籽中提取，经人工合成为消旋体，是我国心脑血管领域第一个拥有自主知识产权的新药，其作用机制是改善脑能量代谢和缺血脑区的微循环和血流量，维护线粒体结构和功能，抑制神经细胞凋亡，并具有抗脑血栓形成和抗血小板聚集作用，改善血管性痴呆患者的症状。

第五节　脑代谢激活药

脑代谢激活药具有激活、保护、修复大脑神经细胞作用，改善记忆和回忆能力。此类药物能促进神经细胞对氨基酸、磷脂及葡萄糖的利用，从而增强病人的反应性、兴奋性和记忆力。代表药物有吡拉西坦、茴拉西坦、奥拉西坦、吡硫醇。

1. **吡拉西坦（脑复康）**　该药可激活细胞内腺苷酸激酶活性，提高大脑中三磷腺苷对二磷酸腺苷的比例，通过增强神经元及突触体的磷酸二酯酶活性，刺激突触传导，增强大脑皮质对皮质下神经结构的控制，拮抗如缺氧、酒精中毒等有害因素引起的学习能力下降。临床上主要用于治疗记忆和思维能力减退，以及轻、中度痴呆。

2. **茴拉西坦（阿尼西坦，三乐喜）**　茴拉西坦对AD病人认知功能减弱有治疗作用，能改善记忆及学习、注意力集中、推理和抽象思维等功能。

服用方法：口服200mg，每天3次，1～2个月为1个疗程。此药能改善缺血、缺氧条件下出现的行为及识别功能紊乱。对健忘症、记忆力减退、老年痴呆及脑血管后遗症等有肯定疗效，未见明显不良反应，偶有口干、嗜睡等症状。

3. **奥拉西坦（oxiracetam）**　该药对特异性中枢胆碱能神经通路有刺激作用，可增强半衰老细胞活力，提高和促进大脑记忆，对老年性记忆和精神衰退有效，作用较吡拉西坦强2～3倍，据称该药在老年人体内无蓄积，且吸收良好、安全性高、耐受性好、临床应用广泛。

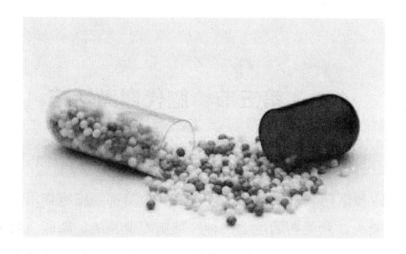

第六节　抗缺氧类药

脑组织对氧及能量的需要量很大，因此当各种因素导致脑缺血缺氧时，很快出现代谢障碍、糖酵解增加、乳酸增多、ATP减少，导致酸中毒，引起细胞损害，神经元变性、死亡。当影响涉及皮质、海马、基底节等与智能相关的结构时，可出现痴呆。抗缺氧类药物以麦角衍生物为代表，临床上常用的双氢麦角碱类药物包括尼麦角林、双氢麦角碱等，其他如都可喜、钙离子拮抗药等。

1. **尼麦角林（麦角溴烟酯，脑通）**　该药可通过增强脑细胞能量的新陈代谢，增加氧和葡萄糖的利用，改善智能障碍，促进神经递质多巴胺的转换，有效刺激神经传导，改善精神和情绪上的异常，增加蛋白质的合成，改善学习和记忆能力，恢复神经元的正常功能，使慢性脑功能不足症候群得到改善。该药的临床应用较广泛。避免与吩噻嗪和降压药合用。

2. **双氢麦角碱（海特琴，喜得镇）**　是20世纪80年代以来临床上广泛应用的一个老年性脑功能衰退改善药物。该药可直接作用于多巴胺和5-HT受体，降低脑血管阻力，增加脑血流量及脑对氧的利用率，并有增强突触前神经末梢释放递质与突触后膜受体的刺激作用，改善突触神经传递功能。

3. **都可喜**　是阿米三嗪和萝巴辛的复方制剂，能有效提高脑动脉血氧含量，增加动脉血氧分压，动脉血氧饱和度，改善大脑微循环状态。用法：口服，每次1片，每日2次。剂量过大时可导致心动过速伴低血压、呼吸急促伴呼吸性碱中毒。严禁与单胺氧化酶抑制药合用。

第七节　神经肽

　　神经生长因子(NGF)对中枢胆碱能神经元有营养作用，从而改善认知功能障碍。由于NGF不易通过血脑屏障，研究的替代疗法之一是利用基因工程技术把表达NGF的成纤维细胞植到脑内。另一途径是寻找能刺激NGF合成、释放或直接作用于NGF受体的药物。最具代表性的当属Neotrofin(AIT2082)，曾一度被认为是第一个口服有效、能透过血脑屏障的NGF拟似剂，神经生长因子作为治疗AD的一个新思路不容忽视。

第八节　抗氧化剂

研究表明，随着年龄增长，血中自由基增多，对细胞膜和各种蛋白酶，细胞的微细结构都有破坏作用。细胞的破坏、衰老最终导致机体的老化。由此推理，应用抗氧化剂和神经保护剂防止自由基的危害可能会有效防止或治疗老年痴呆。抗氧化剂通过消除自由基和活性氧或者阻止其形成，从而保护神经细胞不被损伤，目前这类药物主要有维生素C、维生素E、艾地苯醌、褪黑素等。此类药物不良反应少，相对安全性高。

1. **维生素E**　能降低脂质过氧化，β胡萝卜素和银杏制剂中富含清除自由基的抗氧化剂，硒是构成谷胱甘肽氧化酶的成分，可清除过氧化氢，保护红细胞中的血红蛋白，阻止细胞膜被氧化。

2. **褪黑素**　是一种强烈的还原性抗氧化物质，可以减少一些老年性相关疾病的发生。

3. **司来吉林**　是一种选择性B型单胺氧化酶抑制药，它是具有神经保护作用的抗氧化剂。长期服用可降低自由基和其他神经毒素的浓度。神经系统易受外源性神经毒素的氧化作用而受损，长期服用该药有可能防止或延迟它们的变性。

4. **脑活素**　是一种促进神经系统发育、维持神经系统功能的营养物质。为脑蛋白的水解物，含有神经递质、肽类激素及辅酶的前体物，可直接通过血脑屏障进入脑神经细胞，激活腺苷酸环化酶及催化其他激素系统，可使受损伤但未变性的神经细胞恢复功能，促进神经细胞蛋白质合成，并影响呼吸链，具有抗缺氧保护功能。同时可加速葡萄糖通过血脑屏障的运转速度，改善脑能量供应，改善学习和记忆，改善社会行为，提高应变能力。

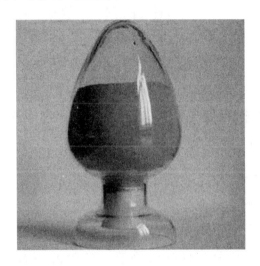

第九节 其 他

1. **雌激素替代疗法** 大脑的思维活动与胆碱能神经元有密切关系。在动物实验中，给予雌激素后，老年动物大脑的胆碱能神经元数量仅轻度下降，功能也基本保持不变，说明雌激素有保护这种神经元的作用。对使用雌激素治疗和预防痴呆，还未形成一致的认识，雌激素在老年妇女中长期使用也会产生各种不良反应，诸如乳腺癌、子宫内膜癌、冠心病、卒中、静脉血栓等，危险性不容忽视。因此这个问题目前还在积极的研究之中。

植物雌激素是一种具有类似雌激素结构和生物活力的异黄酮类化合物，能改善动物的认知功能，防止AD的发展。还有关于新剂型研究的报道，将1种缓释雌激素剂型(有效期6个月)植入皮下，可防止或延缓AD的进展。

2. **非甾体消炎药** 目前正在进行AD 临床研究的非甾体消炎药主要有布洛芬、奈普生等。对患有胃溃疡、十二指肠溃疡、肝肾疾病、高钾血症及冠心病等的患者应当慎用，用药期间应戒烟、忌酒，不服用含咖啡因的饮料或酸性饮料。

3. **他汀类药物** 近年，许多流行病学的资料提示胆固醇的水平可能是迟发型AD的一个独立风险因子。载脂蛋白E(ApoE)水平升高则可导致Aβ在脑中大量沉积，形成淀粉样斑块，由此可见，他汀类药物也有可能减慢AD的进展。该类药的不良反应主要表现为轻度的胃肠道反应、恶心、转氨酶升高、失眠、肌痛、肌病等。绝大多数不良反应可以耐受或停药后可以自愈，使用他汀类药物时偶见转氨酶升高，服用时应该注意检测转氨酶，单独使用很少出现肌肉毒性，包括肌痛、横纹肌溶解，主要是和其他药物如贝特类、环孢素类等合用时引起。

4．**中药研究**　目前尚无治疗AD的中成药被国家药品监督管理局批准生产上市。一些研究单位正在进行筛药、临床前药效学研究。由于老年痴呆的病因仍然不完全清楚，且该病发病过程中涉及的环节较多，西药治疗大多针对单一环节或单一靶位点，覆盖面较窄，所以疗效不够满意。而中药复方全方位、多环节的治疗策略正好符合目前对老年痴呆的认识。

第十节　行为和精神症状的药物治疗

1. 治疗老年痴呆的抗焦虑药　治疗老年痴呆的抗焦虑药主要是苯二氮䓬类药物。苯二氮䓬类受体的中枢作用主要与增强γ-氨基丁酸能神经功能有关，γ-氨基丁酸是重要的中枢抑制性递质，与受体结合后使突触后膜对氯离子的通透性增强而致超极化。苯二氮䓬类药物与其受体结合后，可改变调控蛋白的构型，解除了γ-氨基丁酸受体的抑制，呈现中枢抑制作用。代表药品：地西泮。

2. 治疗老年痴呆的抗抑郁药　抑郁是痴呆病人的常见表现，有效的抗抑郁治疗还能改善认知功能和病人的生活质量。三环和四环类抗抑郁药通常有明显的抗胆碱能和心血管系统不良反应，包括视物模糊、口干、心悸、尿潴留、麻痹性肠梗阻、加重或诱发老年病人的闭角性青光眼、直立性低血压、心脏传导阻滞等。老年痴呆病人应慎用。

选择性5-羟色胺再摄取抑制药(SSRIs)的不良反应比三环和四环类抗抑郁药要少得多，而且服用方便，每天只需1次，药物用量也比较安全，比较适合老年病人使用。这类药的不良反应主要有恶心、呕吐、腹泻、激越、失眠、静坐不能、震颤、性功能障碍和体重减轻等。各种SSRIs引起的上述不良反应的严重程度和频率可有不同，如帕罗西汀、氟伏沙明具有一定的镇静作用，可在一定程度上改善睡眠。

氟西汀引起失眠、激越的可能性较大，适合用于伴有淡漠、嗜睡的病人。SSRIs的有效治疗剂量分别为：氟西汀每天20mg，帕罗西汀每天10～20mg，舍曲林每天25～50mg，氟伏沙明每天25～50mg，西酞普兰每天10～20mg，少数疗效欠佳者，剂量可适当增加。使用SSRIs时还应考虑他们对肝脏P450酶的影响，因为老年病人常共患有多种躯体疾病，需要同时使用其他治疗躯体病的药物。相对而言，舍曲林和西酞普兰对肝脏P450酶的影响较小，安全性要好些。抗抑郁药文法拉辛和米氮平是5-羟色胺和去甲肾上腺素再摄取抑制药(SNRIs)，其作用机制与三环类抗抑郁药有相似之处，但抗胆碱能及心血管系统的不良反应小，耐受性也比较好，起效比SSRIs要快些，可酌情选用，不过用于老年人的临床研究还比较少。可逆性、选择性单胺氧化酶A抑制药如吗氯贝胺对老年非典型抑郁或难治性抑郁可能有效，通过提高中枢神经系统内去甲肾上腺素、多巴胺、5-羟色胺的水平，从而发挥抗抑郁作用。吗氯贝胺对抑郁症急性期的疗效与三环类药物(TCAs)和5-羟色胺再摄取抑制药相当，但是吗氯贝胺发挥疗效的时间较快，在2周即可产生明显的疗效，短于SSRIs类和TCAs。吗氯贝胺对抑郁症有长期的疗效，对难治性抑郁症的治疗至少需持续6～12个月。

3. 治疗老年痴呆的抗偏执药 痴呆病人由于脑器质性病变和躯体衰老，代谢和排泄能力的衰退，容易发生药物蓄积，对抗精神病药的耐受性较差，故治疗剂量通常只需1/3～1/2的青壮年剂量。用最小的剂量达最大疗效和根据不良反应选择最适合于所治疗病人的药物是用药的基本原则。传统抗精神病药氟哌啶醇、奋乃静、舒必利的作用机制为阻断边缘系统和纹状体的多巴胺D2受体，成为抗精神病药作用基础，但纹状体多巴胺功能的减弱可导致锥体外系反应，包括迟发性运动障碍。此类药物因心血管系统不良反应、抗胆碱能不良反应和锥体外系反应相对较重，目前临床应用减少。氟哌利多可逆性、选择性单胺氧化酶A抑制药如吗氯贝胺对老年非典型抑郁或难治性抑郁可能有效，通过提高中枢神经系统内去甲肾上腺素、多巴胺、5-羟色胺的水平，从而发挥抗抑郁作用。吗氯贝胺对抑郁症急性期的疗效与三环类药物和5-羟色胺再摄取抑制药相当，但是吗氯贝胺发挥疗效的时间较快，在2周即可产生明显的疗效，短于SSRIs类和TCAs。吗氯贝胺对抑郁症有长期的疗效，对难治性抑郁症的治疗至少需持续6～12个月。

4. 治疗老年痴呆睡眠障碍　痴呆患者睡眠障碍表现为入睡困难、晨间早醒、睡眠维持能力明显下降、睡眠中频繁出现觉醒、睡眠呈片段性。由于夜间的睡眠破坏，导致日间瞌睡或过度睡眠。患者睡眠紊乱特征性表现为日落综合征，即多于傍晚或深夜出现神志恍惚或意识模糊、漫游、焦急、不安、激惹与好斗，严重者出现谵妄。睡眠紊乱一般见于痴呆发生后，日落综合征常见于痴呆后期，并可呈间歇性发作。治疗痴呆病人的睡眠障碍是为了减少或减轻失眠、易醒和夜间模糊的发生次数或程度，以增加病人的舒适，减轻家属和照料者的麻烦。痴呆病人中睡眠障碍是常见的，但并不都需用药物治疗。如果失眠对病人和他人无明显影响，则不必药物治疗，可允许病人白天睡觉和晚上醒来。药品的选择一般是根据除睡眠障碍外是否还存在其他症状而定，例如：如果病人同时有精神病性症状和睡眠障碍，一般在睡前给予抗精神病药如使用小剂量利培酮、奥氮平、奎硫平等，以控制激越、攻击行为等精神症状，但不能长期应用；如果抑郁和睡眠障碍并存，可在睡前给予具有镇静作用的抗抑郁药；当焦虑症状突出时可选用苯二氮䓬类如劳拉西泮。痴呆相关性睡眠障碍患者的治疗应当尽量避免使用长效苯二氮䓬类药物，否则可能加重精神错乱与认知功能障碍。

第十一节　药物治疗中的注意事项

　　老年性痴呆症是一种慢性发展的疾病，病程长，症状表现复杂，一旦诊断或怀疑此病，应及时到医院就诊，在专科医生的指导下进行药物治疗，同时应注意药物在长期服用过程中可能出现的不良反应。比如胆碱酯酶抑制药是目前治疗痴呆的首先药物，在患者用药过程中应注意其胃肠道反应及对心脏产生的迷走神经样作用等。在对症治疗中，应用此抗精神类药物，应警惕药物导致过度镇静、嗜睡、言语不清、共济失调和步态不稳等不良反应，以及长期服药而导致的肝肾功能损害。此外还要家属做好老年痴呆的日常护理，遵医嘱合理按时服药，加强日常生活锻炼，积极配合医生治疗。

（金海燕）

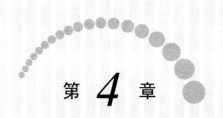

第 **4** 章

老年痴呆症的非药物治疗方法

由于每个老年痴呆症患者的生活经历不同、神经损害程度不同、对临床医生的反应不同以及治疗需求不同，这就要求一个包括心理、社会、环境治疗在内的个体化诊疗计划。心理、社会以及环境管理策略被定义的老年痴呆症的三级预防。

对于处于早期或轻度认知损害阶段的老年痴呆症的患者采取综合处理措施（包括非药物干预和药物干预），对改善症状和延缓进展具有非常积极的意义。非药物干预措施主要包括环境疗法、行为疗法、认知疗法、刺激疗法、情感疗法等，这些非药物性干预措施，能够尽可能地提高患者的生存质量，保留社会功能水平，同时也为家属提供了很多行之有效的护理和照料手段，减轻照料者的负担。

非药物治疗方法着重于患者、照料者、环境在治疗中的相互作用，充分考虑患者的需要，努力为其提供个性化的护理，促进患者参与到有意义的活动中去。适当的刺激、充满爱意的照料、充分的理解以及安静的环境均有助于减轻痴呆患者的异常行为和抑郁、悲伤及孤独感等心理症状。

第一节　环境疗法

痴呆患者的生活环境能够明显影响其生活质量和日常行为。一个不安全的居住环境有进一步加重患者认知损害的可能。痴呆患者的家庭居住环境的设计和布置特征一般包括：

1．突出家庭式氛围，并尽量避免显示公寓结构的外观和设施，室内外地面要保持平坦、防滑，夜间保持地灯照明，床边配有床栏，在浴室、卫生间、楼道墙壁上安设扶手，房间要避免噪声，每天通风2～3次，每次20～30分钟。

2．充分利用患者长期记忆相对保留的特点，可考虑应用患者数十年前的装饰格调，让患者有熟悉感、安全感。

3．便于照料者很好地观察到患者的各处活动。

4．为患者提供良好的个人空间，尊重其隐私权。

5．便于患者非正式地与社会互动、交流的条件。

6．要注意卫生间的设施安全、方便、易冲洗。

7．提供一些有益的环境刺激，如激励患者行走的充满花香的花园、郁郁葱葱的小径等。

环境在决定老年痴呆患者的总的照料计划方面具有非常重要的作用。一个安全、舒适、安静的环境对患者的行为、心理障碍具有明显的改善作用。噪声、光线以及患者居住环境的舒适程度均可以影响幻觉和妄想的发生。如果患者对环境不熟悉，就会表现出焦虑、易激惹的行为，如不停地来回走动、坐立不安、心神不宁等，这是一种对周围环境的无害性探究，这种情况下，若能给患者营造一个相对专门的个人空间，一个温馨和谐的家庭氛围，使用一些标志协助他们识别环境，增强其心理愉悦感，这样可能有效地降低患者的外走和漫游。

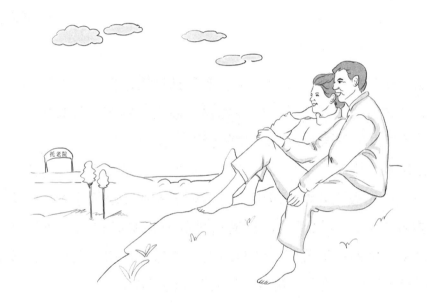

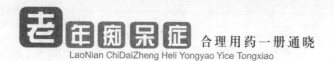
第二节　行为疗法

老年痴呆症患者的行为症状主要包括徘徊倾向、睡眠障碍、进食障碍、攻击行为、易激惹、缺少礼仪、偷吃食物等。行为疗法主要是通过采用奖励的方法达到控制相关异常行为的目的。

在患者进食时，应尽量保持环境安静，让患者集中精神用餐，防止分心。日间锻炼能增进睡眠质量，对于睡眠颠倒的患者，要为患者提供内容丰富的日间活动，使其精神振奋，最好在白天不让患者有机会睡觉，从而保证晚间的睡眠质量。若患者徘徊很久仍不能安静下来，照料者可以和他们一起做一些很简单的工作。

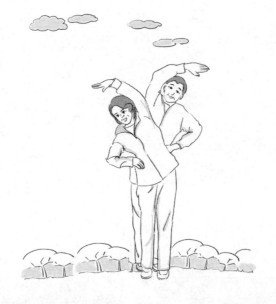

　　若患者出现易激惹行为，照料者应首先分析可能引起患者异常行为的可能因素，根据不同情况寻找对策，排除令患者不愉快的刺激，照料者可以用加强疏导、耐心解释或转移注意力等方法使患者安静下来，例如，可以与患者谈论他们感兴趣的事、一起看电视、听音乐等，均能有效避免患者易激惹及攻击行为的发生。参照患者以往的经历和爱好安排丰富的日间活动，如为患者读小说故事、播放音乐、送给他们喜欢的小礼物等，让患者能够将目前的活动与自己以往记忆中的活动联系起来，就可以提高他们参与活动的积极性。

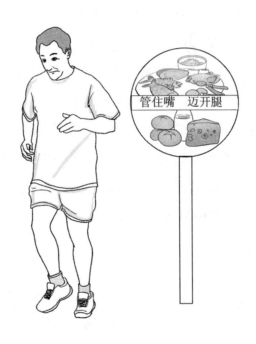

第三节　认知疗法

认知疗法适用于轻度认知损害的老年痴呆患者，通过一系列的训练，来提高患者的记忆能力，帮助患者形成与目前记忆能力相适当的观念。照料者每日安排对患者进行认知、语言、记忆、思维训练，内容从简单到复杂，每次活动时间不少于30分钟。

1. 智力训练　根据患者的病情和受教育程度，可教他们记一些数字、读书、看报，还可以玩扑克牌、玩智力拼图、棋盘游戏、填字游戏、练字、背谚语和歇后语等来帮助患者扩大思维和增强记忆。每次学习时要鼓励患者集中精力在一件事情上。

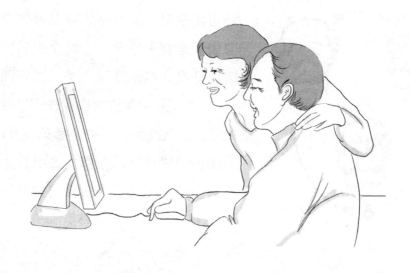

2. 记忆强化 引导患者回忆一些记忆深刻的人和事，经常和他们聊家常或讲述有趣的小故事，每天让患者记住1～2件事情，第二天进行提问，了解患者的记忆、认知情况，不断修订计划，以强化其回忆和记忆能力。反复让患者辨认卧室、厕所等，通过这些坚持长久地、循序渐进地训练，让患者能够主动或单独完成室内的行走和日常活动。也可以利用日记、便签等作为提醒的视觉线索用来补偿神经性记忆的退化。

3.能力训练 对轻度痴呆的患者，要督促或协助他们穿衣、洗漱、进食、沐浴、如厕等，这些基本的生活习惯可以给大脑有益的刺激。照料者要手把手地教患者做一些力所能及的家务，如扫地、擦桌子、放置碗筷、整理床铺、做手工活等，有助于应对患者的自我控制能力的下降，以期达到生理可以自理。充分调动患者的积极性，挖掘他们身体的潜能。

照料者要尽量抽时间陪患者聊天、看电视、下棋等，鼓励患者多说、多问、多发表看法，这样可改善患者的思维、促进联想，提高应激反应能力。与老年痴呆症患者进行交流时要注意建议眼神交流，通过温和的触摸来表达温暖和关爱。交流时要保持声音平静，可利用手势表达词汇，尽量使用简明扼要、清晰的短句，尽可能地用患者所用过的词语组织句子，要充分利用患者平静的时刻，交流中要仔细听取患者的话语，哪怕这些话有时是无意义的。如果患者对语言反应很慢，要给予患者充足的时间表达；如果不能吸引患者的注意力，那么暂时离开几分钟以后再试。

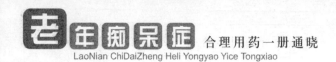
第四节　刺激疗法

通过让患者参与各种活动来刺激患者的神经系统、激发患者的能力，来提高患者的生活质量。

刺激性活动包括以下种类：音乐疗法、舞蹈、体力活动、锻炼、触觉刺激、按摩、利用愉快的气味缓解情绪的芳香疗法、放松疗法、饲养宠物、美味的食物、会见朋友等。娱乐活动能对抗抑郁、悲伤和孤独感。良好的营养、悉心的喂养以及提供能增进食欲的食物均可能提升患者的心理状态。

研究发现，虽然老年痴呆的患者记忆力受到严重的损坏，但对音乐的记忆力却基本保持完好。音乐治疗就是利用这一特点，播放患者年轻时喜爱的老歌，往往能够引出对当时生活的很多丰富的回忆。学习新的歌曲对刺激和改善患者的短时记忆力有明显作用。尽管痴呆患者的语言功能逐渐丧失，但他们仍能较好地唱出歌曲的旋律、清晰的歌词。

试验表明，音乐疗法可以改善大脑皮质的功能、增加其供血供氧量，调节自主神经系统的功能。能增进老年痴呆患者的语言能力、刺激长期记忆、增强短期记忆、缓解紧张、改善情绪等功能。

激励性活动还包括运动、日常生活活动，如慢跑、散步、按摩、打太极拳等，来保持患者较好的精神状态、生理功能、运动功能和社会参与度，最大限度地维持较好的生活质量，延缓疾病恶化的进程。可以有计划地安排患者的活动时间、地点、频率，对活动地点的选择，最好选择熟悉的环境，相对固定，以免患者产生不安全感。同时要克服急于求成的心态，注意尽可能地避免过度刺激、不良刺激，保持患者的情绪稳定，要为患者量身定做适合的活动方式，因为并不是每个患者都适合所有的游戏或所有音乐。

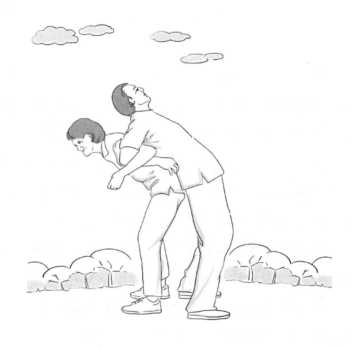

第五节　情感疗法

患者的一些行为和心理症状常会间断发生，照料者应细致了解这些行为和心理症状及其发生的原因，并采取针对性的解决方法，努力为患者营造一个积极安全的家庭温馨氛围。日常生活一定要简单、规律，一切活动的安排要根据患者能力和接受程度制定，要帮助他们做他们自己不能完成的事，还要尽量鼓励他们去做他们自己仍能完成的事。情感疗法中最具代表性的有回忆疗法和确认疗法。

对于老年痴呆的患者，应用回忆疗法来帮助其回顾生命历程及对生活的影响，提供刺激、快乐和社会互动，经常性地应用个人相片或纪念物、新闻剪报和旧的录音、录像作为激发手段，让患者来谈论自己过去的经历或历史事件，来增强其对生活的体验。

确认疗法是通过与患者的交流，来揭示患者混乱语言行为背后的真实感情和意义，它要求对患者的任何可能的交流都要有反应，不要指责，不要纠正，多鼓励、多欣赏。确认疗法的主要优势在于恢复患者的自我价值感、降低其退缩待业的程度，提高患者与外界环境沟通和相互作用的能力，缓解压力和焦虑。

进行情感疗法时应该注意以下问题。

1. 照料者和家人要关心爱护患者、尊重患者的人格，对话时要和颜悦色，根据不同患者的心理特征，多采用安慰、鼓励、暗示等方法，耐心开导、解释，还可以介绍一些成功治愈的典型病例，以唤起患者战胜疾病的勇气和信心 ，对生活有困难的患者更应当积极主动地给予照顾，以实际行动温暖他们的心灵。

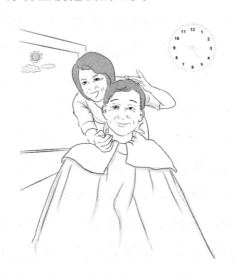

2. 鼓励患者参加一些力所能及的社会和家庭活动，以分散患者的不良情绪和注意力，如参观曾经工作或经历过的地方、场所，还可以参观博物馆、艺术馆、公园、著名风景旅游胜地等，刺激他们的回忆、感悟、兴趣等，唤起他们对生活的热爱。

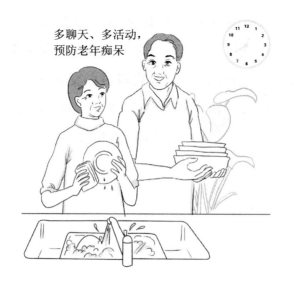

3．根据患者的文化修养和兴趣爱好，选择性地给他们联络一些亲人、朋友、同事来进行访谈，丰富他们的日常生活、提高他们的精神情绪。一般访谈的亲友每次1～2人，时间不宜太长，这样可能让患者逐渐产生一种对亲友的企盼、增加对生活的兴趣。

4．社会支持：加大政府对老年痴呆患者的保障力度，建立分层次、多方位的养老模式和老年医疗服务体系，逐步建立和完善各种社会支持机制，制订科学的联合干预和心理健康教育方案，包括个体化的心理学专家定期咨询辅导、长期随访的干预培训，为照顾者提供精心设计的、以社区为基础的培训方案，包括：持续地提供服务的专门信息、心理健康教育、理念发展、角色说明等，确保照顾者能够积极参与到教育干预中来，旨在使其获得专业性知识、技能，增加照顾者的信念、帮助减少问题行为，显著提升照顾者的自我效能。加强相互支持、经验丰富的照顾者团体组织建设，充分发挥照顾者角色的功能。要优先考虑照顾者的实际需求，减轻他们的经济负担，这些社会支持能够减少老年痴呆患者亲属的精神压力和负担，减轻其抑郁焦虑状态，提升他们的主观幸福感，从而更有效地延缓老年痴呆症患者的衰退进程，更好地提高患者的生存和生活质量。

（贾丽君　郑　伟）

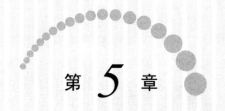

第 **5** 章

老年痴呆患者的饮食

　　脑组织的衰退是一种自然的规律，无人可以幸免，我们该如何利用合理饮食来延缓这一发展过程呢？首先需要一定基础的营养支持。就像车要加油，我们人脑也需要营养，而且它所需要的消耗热量是人体摄入热量的百分之九十之多。脑组织对营养的要求极其讲究，蛋白质、葡萄糖、维生素、卵磷脂、微量元素等缺一不可。

第一节　老年痴呆的饮食原则

饮食营养的目的是全身营养支持，保护脑功能，促进神经细胞的修复和功能的恢复。在老年痴呆患者营养饮食供给上要求个体化，根据患者病情及基础疾病，有无并发症、能否正常进食、消化功能、血糖、血压等因素，提出针对个人的不同饮食营养方案。

老年痴呆饮食原则

合理膳食对老年痴呆的发生和发展有很密切的关系，合理饮食对保持痴呆患者稳定情绪和营养极为重要。近年来，分子生物学、神经生物学、营养学等方面研究表明，老年痴呆的发病和病情发展的许多方面与饮食有关。

研究发现乙酰胆碱缺乏是老年痴呆的主要原因，很多食物中含有合成乙酰胆碱的原料，合理运用饮食疗法可以使乙酰胆碱原料增加，改善病情。另外许多天然动植物食品具有延缓脑老化，治疗老年痴呆的作用。在日常生活中要常吃胆碱丰富的食物，因为乙酰胆碱有增强记忆力的作用，而乙酰胆碱都是由胆碱合成的。

同时需要合理搭配食物，所以它就像一个金字塔一样，处在最下面的表示第一营养级的生物，也就是我们所说的绿色植物，处在最上面的就是这条食物链中最高营养级的生物。

在这里，油脂类属于金字塔的最顶端。而第二层，是奶制品、豆制品以及鱼禽肉蛋。在金字塔的第三层，我们所需要的就是水果类和蔬菜类。最后，这个五谷类，属于金字塔第四层，也是最底部，是我们最不可缺少的。

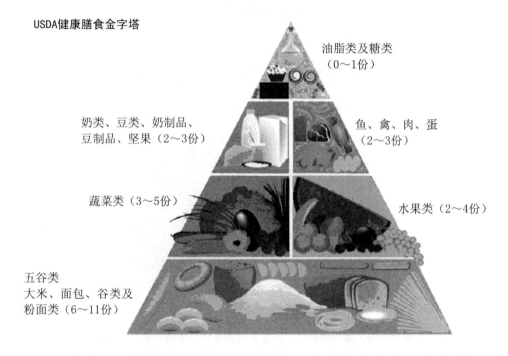

USDA健康膳食金字塔

油脂类及糖类（0～1份）

奶类、豆类、奶制品、豆制品、坚果（2～3份）

鱼、禽、肉、蛋（2～3份）

蔬菜类（3～5份）

水果类（2～4份）

五谷类
大米、面包、谷类及粉面类（6～11份）

1. **主食要以糖类等柔软、熟烂为主**　低热、低脂肪，如米饭、面食、馒头、粥、粉等为主食，以糕点、粥等食物为宜。痴呆患者食过多杂食会影响食欲进而影响进食要求，造成不同程度的营养障碍。在日常饮食中多注意补充些粗制粮食和各种动、植物性食物，便可以满足机体所需要的各种维生素。

玉米：含有丰富的钙、磷和卵磷脂，而卵磷脂是乙酰胆碱的主要原料，脑内胆碱能神经受损是非遗传性老年痴呆的重要病因。因此增加卵磷脂可增加胆碱的合成，延缓老年痴呆的发生。

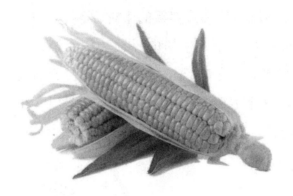

燕麦：含有B族维生素，卵磷脂和极其丰富的亚油酸和皂角苷素等，具有降低胆固醇和三酰甘油的作用。

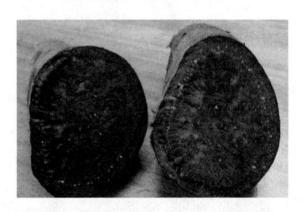

红薯可供给人体大量的胶原和黏多糖类食物，保持动脉血管弹性

2. 增加含蛋白质丰富的食物 蛋白质是智力活动的基础，与脑的记忆、思维有密切的关系。以吃易于消化的含优质蛋白质的食物为主，尤其是生理价值高的优质蛋白质，其中动物性优质蛋白质应增加。但动物蛋白要适量，如过高可增加肝脏、肾脏负担。同时加重血管动脉粥样硬化。

鱼类：尤其是海鱼其鱼油中有较多丰富的不饱和脂肪酸，有降血脂，改善微循环的作用。研究表明健康人血液中鱼脂酸成分远高于痴呆患者，像沙丁鱼等海鱼富含DHA，能溶血栓，多进食鱼类，尤其是鲑鱼、鱿鱼等海洋鱼类及其产品。尤其适用于合并有高血压、肾炎的老年痴呆患者。

瘦肉类：如鸡胸肉。各部位的鸡肉里独鸡胸肉富含肌肽，具有抗氧化作用。

蛋黄：富含丰富的卵磷脂和胆碱，是非常好的补脑食品。无高脂血症及胆囊炎的老年痴呆患者可每日进食1～2个蛋黄。

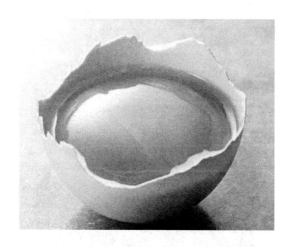

牛奶：每日饮用1杯牛奶或酸奶，因牛奶中含有牛奶因子，能抑制人体内胆固醇的合成，降低血脂及胆固醇含量。

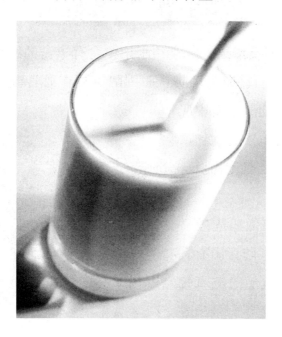

素食者，可进食豆类食物，如大豆，其中含有丰富的异黄酮、低聚糖等活性物质，尤其大豆异黄酮对人类大脑中淀粉样物质的产生有强烈干扰作用，有预防高脂血症，促进胆固醇排除作用。抗动脉硬化剂预防老年痴呆。包括：豆浆、豆腐等豆类食品。

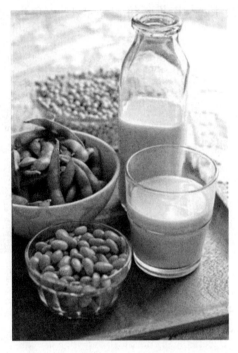

3. **多食蔬菜及水果** 蔬菜和水果中含有丰富的纤维素及维生素，尤其是红色蔬菜。它们可以防止胆固醇沉积在血管壁上，减少机体对胆固醇的吸收。同时膳食中应注意补充富含维生素的食物，这些物质都具有抗氧化物质，能够延缓衰老。

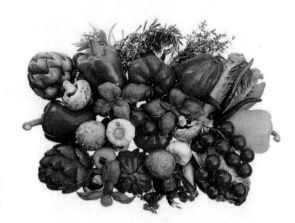

维生素C可降低胆固醇，增加血管致密性，防止出血。与维生素E都是天然的抗氧化剂、防衰老剂，老年痴呆患者

饮食也是在老年痴呆的预防和治疗过程中起了举足轻重的作用。其中各类新鲜蔬菜、水果中维生素C含量丰富，油类作物中尤以糠油、麦胚油中含量最高。例如以下食物。

南瓜：富含β胡萝卜素，维生素C、维生素E等抗氧化成分，还富含膳食纤维，帮助人体提高免疫力。

胡萝卜：众所周知，胡萝卜的β胡萝卜素含量最为丰富，当体内维生素A含量不足时，β胡萝卜素能转化为维生素A发挥抗氧化作用。

番茄：含有番茄红素，具有强大的抗氧化作用。

西蓝花：含有200多种具有抗氧化作用的植物化学物质，抗氧化力极强。

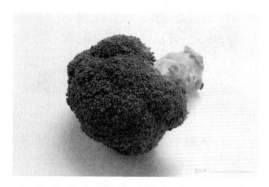

豆芽：富含一种植物化学物质，抗氧化作用和排毒能力都很强。

鳄梨：富含维生素E，它被确认能降低老年痴呆症的发病风险，还富含不饱和脂肪酸，对血管很有好处。

动物内脏富含丰富的维生素，有利于脑组织修复。

维生素B_{12}的摄取，众多研究表明维生素B_{12}和叶酸有利于防治早发性老年痴呆，维生素B_{12}缺乏可加速大脑老化进程，主张老年人多进食含维生素B_{12}丰富的食物，如豆制品、蛋类、花生、核桃、鱼类、肉类、燕麦、小米、海带、红腐乳、臭豆腐、大白菜和萝卜等。

4. 摄入适量的无机盐和微量元素 每日摄入食盐量在6g以下为好，摄入过多增加血容量和心脏负担，增加血液黏滞度，可使血压升高。

微量元素如碘、锌、钙、钾盐、镁、铁、铜等。

碘在海产品中含量较高，尤以海带、紫菜中含量最高。碘可减少胆固醇在动脉壁沉积、防止动脉硬化的发生。如海带有助于降低血脂及胆汁中的胆固醇。

锌存在于鱼、贝、瘦肉、蛋、豆及坚果等食物中。

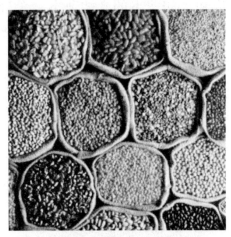

钙盐对血管也有保护作用，补钙可调解血压，含钙丰富的食物有奶类、豆类、虾皮、黑芝麻、海菜及海产品等都是老年痴呆患者饮食需要注意增加的。

钾盐能促进胆固醇的排泄，增加血管弹性，同时含有利尿作用，维持人体细胞内渗透压与心肌收缩、舒张和能量代谢。含钾丰富食物如：西瓜、橙子、芋头、海带、土豆、黄豆、黑豆、香蕉等。

镁盐通过舒张血管达到降压作用，可调节血压、维护脑细胞钙平衡，保护脑组织，预防老年痴呆患者发生脑卒中的风险。含镁丰富的

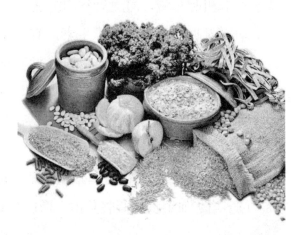

食物如：小米、肉类、豆类、绿叶蔬菜等。

黑芝麻、莲子、核桃等坚果类食物含有铁、铜、锰等微量元素均为补脑佳品。

5. 摄入一定量的脂肪 供给充足的必需脂肪酸，膳食中提供充足的必需脂肪酸是极为重要的，它是大脑维持正常功能不可缺少的营养物质，核桃、鱼油在膳食中可适量增加。

限制动物脂肪的摄取，因为这些食物中所含有饱和脂肪酸可使血中胆固醇浓度明显升高，促进动脉硬化形成。

脂肪补充以植物油为主，如花生油、豆油、茶油及芝麻油等。核桃、瓜子、松子中所含的不饱和脂肪酸较多，不饱和脂肪酸可以促进胆固醇排泄及转化为胆汁酸，从而达到降低血中胆固醇含量，延缓动脉硬化的发展进程，又有健脑益智作用，每天坚持适量食用可预防大脑早衰、智力减退。

6. 饮水对痴呆患者的重要性 水是人体重要的物质，大量出汗、服用利尿药物、腹泻等可引起水分丢失，使血容量减少，增加血液黏滞度。所以科学饮水对老年痴呆患者有极其重要的意义。

晨起后、三餐前和睡觉前，最好饮水200ml。水温适度，避免过凉过热。理想的水是20～25摄氏度的白开水，密度、张力等都接近于血液及组织细胞。

7. 有稀释血液功能的食物 对于血液黏稠的老年痴呆患者，应合理补充水分和选择饮食。日常饮食清淡、少吃高脂肪、高盐、高糖食物，都可起到稀释血液的作用。

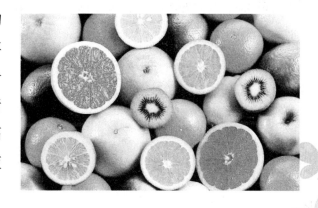

柠檬、菠萝、木耳、洋葱等可以抑制血小板聚集，防止形成血栓。玉米、芝麻、山楂等具有降血脂作用。番茄、橘子、生姜等具有类似阿司匹林的抗凝作用。

8. 富含类黄酮与番茄素食物　当代医学研究发现，老年痴呆患者血管存在不同程度动脉粥样硬化，而引起动脉粥样硬化主要是低密度脂蛋白，因此降低低密度脂蛋白及抑制其氧化，对防止脑动脉硬化，防止痴呆进一步加重有极其重要的作用。而类黄酮与番茄素能遏止低密度脂蛋白氧化，防止血管狭窄和血凝块阻塞脑血管有积极作用。防止老年痴呆患者进一步罹患脑卒中风险。日常生活中此类食物有：洋葱、胡萝卜、南瓜、草莓、西瓜、番茄、柿子等。

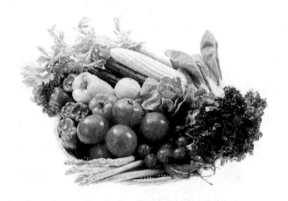

9. 避免进食能引起神经系统兴奋性食物　如酒、浓茶、咖啡及刺激性调味品。吸烟可损伤血管内膜，引起血管痉挛。大量饮酒，对血管有害无益。

10. 忌生、冷、辛辣刺激性食物　如：麻椒、麻辣火锅及热性食物如浓茶、绿豆、羊肉、狗肉等。

第二节　如何避免患者饮食意外的发生

老年痴呆患者生活自理差，常常不知饥饱，容易造成饮食不足及过量。进食过程中容易出现呛咳、吞咽困难等表现。如进食鱼类食物或带骨头类食物，可出现鱼刺或骨头卡喉等意外发生。因此家属在照料老年痴呆患者的饮食时，应注意以下问题。

1．每日进食的时间固定，做到定量，避免进食不足或过饱。由于老年人消化功能减退，活动量少，因此老年痴呆患者的饮食要少食多餐，进食易于消化食物。

2．同时兼顾平衡、全面、适量的饮食营养，这些对于老年性痴呆患者至关重要。

3．食物温度适宜，避免过凉或过热，避免烫伤患者，造成不必要伤害。

4．避免进食含鱼刺或带骨头的食物，如需食用，家属须将鱼刺或骨头剔除。

5．有吞咽困难病人，进食食物需软，进食要慢，防止窒息，必要时行鼻饲饮食。尽量自行进食，对活动不便的患者，家属可给予喂食。

第三节　老年痴呆症患者饮食中的特殊问题

1. 吞咽困难的老年痴呆患者饮食　增加饮食的黏稠度：太稀的食物特别容易呛咳，适当黏稠的食物有助于刺激唾液的分泌和吞咽反射，可以促进咀嚼及舌头移动的肌肉强度。避免成块、小块状食物，易引起窒息发生。

合理选择食物质地：每道菜分别盛装，提高患者对食物的接受程度，易于进食。

少食多餐有规律：痴呆患者的饮食要有规律：一般早、午、晚各进食一次，有条件者可以在上、下午各增加点心一次，按时进食，可以增强进食要求。多选择一些适合老人特点的易咀嚼、易吞咽、易消化的食品。根据老人口味，进行合理的膳食搭配和烹调。老年痴呆患者的饮食还要节制，不可过饱。

如果患者长期有吞咽困难而无法解决，可造成严重营养不良、体重下降。需给予鼻饲饮食解决进食问题，避免营养不良。可选用匀浆膳等。

2. 痴呆患者便秘的解决　饮食中多摄取含纤维丰富食物。例如：蔬菜、水果、海藻等。如无糖尿病患者可每日进食蜂蜜。

增加适当饮水量的摄入。

家属给予适当腹部按摩，适当运动。

进食乳酸饮料含乳酸菌可以刺激肠蠕动。

3. 老年痴呆患者避免腹泻的注意事项 避免制备食物受到污染，避免进食生食。

避免进食隔餐、隔夜食物。最好是当餐食物能够吃完，如必须保留，应给予适当的储存设备。

如果鼻饲饮食，避免进食速度过快，灌入过多，进食不宜消化食物，最好在专业营养师指导下进行鼻饲饮食。

避免进食太油腻食物。

（侯志宏　闻　迪）

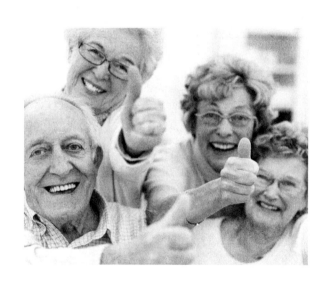

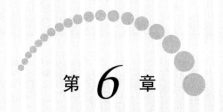

第 **6** 章

老年痴呆的预防和护理

　　老年痴呆常常发生在60岁以上的人群，现今全球有超过1800万名老年痴呆患者。预计到2020年，全球老年痴呆患者将达3400万人。老年痴呆患者早期表现不明显，以逐渐加重的记忆力减退开始。由于其起病隐匿，病情进展缓慢，通常容易忽视。因此预防显得尤为重要。

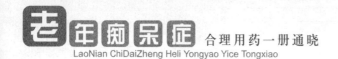

第一节　哪些方法能预防老年痴呆

引起痴呆的原因不同，其预防的方法也不尽相同，主要有以下几个方面。

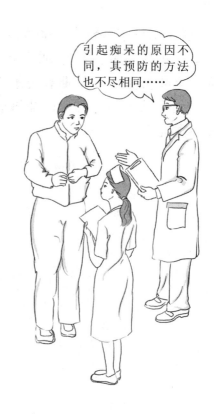

引起痴呆的原因不同，其预防的方法也不尽相同……

饮食调节

由于痴呆主要发生于老年患者，因此对于预防痴呆的饮食调节尤为重要。在有效摄入蛋白质、无机盐、氨基酸及多种维生素等必要营养物质的情况下，还需要防止营养过剩导致血脂异常及血糖改变。以下介绍一下预防老年痴呆适宜的食物及饮食方法。

1. 控制盐、糖、动物性脂肪的摄入　一天食盐的摄取量应控制在10克以下，少吃动物性脂肪及糖，蛋白质、食物纤维、维生素、矿物质等都要均衡摄取。每日摄入过多的糖会导致老年痴呆的风险增高。建议不要饮用含糖量高的软饮料。日常糖的摄入最好来源于蔬菜和水果。

2. 多吃水果　水果是日常生活的必需品，其中含有人体所需的多种维生素、纤维素和矿物质。与此同时，科研人员发现水果的果汁中含有酚，这种酚具有抗氧化作用，可减少有伤害物质和毒素进入神经细胞，对人的脑细胞具有很好的保护作用。研究显示，水果中含酚最多的水果是苹果，然后是香蕉和橙子。人们尤其是老年人在日常生活中常常食用这些水果有助于防治老年痴呆。近期有学者报道，葡萄汁有预防老年痴呆的作用，可以让老年人及患有老年痴呆的病人多吃葡萄，或者少量饮用葡萄酒。

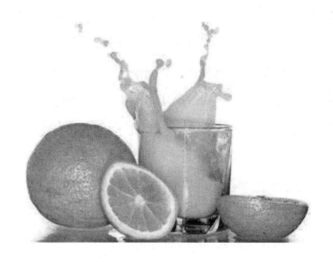

3. 吃鱼有助于预防老年痴呆　匹兹堡大学的Cyrus Raji博士通过调查发现，经常吃鱼可以降低患老年痴呆的风险。鱼类含有丰富的ω-3脂肪酸，这种脂肪酸可以改善脑血流量，通过抗氧化、清除自由基的作用减少脑组织中的炎症反应，减少淀粉样斑块在大脑中的沉积。ω-3脂肪酸在大麻哈鱼、金枪鱼、鲑鱼等深海鱼中含量较为丰富，而在淡水鱼及小鱼中含量较低。同时鱼的烹调方法以煮、蒸为主，避免油炸。

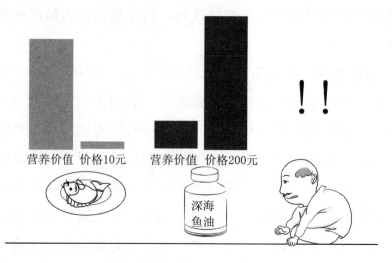

营养价值 价格10元　　营养价值 价格200元

深海鱼油

4. 补充叶酸、B族维生素　所有的B族维生素对于脑组织和神经系统的健康都是必不可少的。老年人体质较弱，吸收功能差，吸收B族维生素的能力也明显降低，容易造成B族维生素缺乏。研究表明，老年痴呆与高半胱氨酸血症有关，叶酸、维生素B_{12}能有效降低半胱氨酸含量。维生素B_{12}还可以防止神经细胞的损伤、帮助恢复记忆、提高学习能力。维生素B_6促使老年人保持良好的精神状态以及维持体内电解质平衡。因此缺乏维生素B_6会使老年人产生抑郁情绪，严重可导致精神异常。因此认为补充叶酸、B族维生素可减少老年痴呆症的发生。如何正确补充叶酸及B族维生素，建议用量为：叶酸800mg，维生素B_6每天50～60mg，维生素B_{12}每天1000～2000mg。

5. 多吃豆制品、补充植物蛋白　蛋白质是大脑功能的必需物质，而老年人由于吸收功能减退，往往缺乏蛋白质，同时过度地摄入动物蛋白，易导致高脂血症、脑动脉硬化，因此植物蛋白在预防老年痴呆中显得尤为重要。大豆中不仅含有丰富的蛋白质，同时富含多种活性物质，如异黄酮、皂苷、低聚糖，异黄酮可以干扰人类大脑中的"淀粉样蛋白"，而"淀粉样蛋白"是导致痴呆的重要原因之一。因此，多吃豆类食品除了可以帮助老年人摄取足够的蛋白质，对于预防老年痴呆也有很好的疗效。

6. 饮食最好八分饱　日本专家通过调查发现，30%以上的老年痴呆患者有长期饱食的习惯。饮食过饱后，胃肠道的血液循环增加，相对大脑供血不足，脑组织功能受到影响，导致大脑反应速度减慢，加快大脑的衰老，易导致老年痴呆。

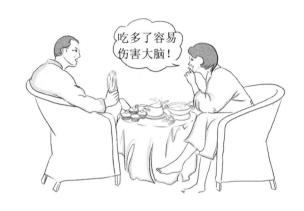

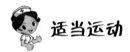

适当运动

调查显示，随着老年人体力下降、活动明显减少，老年痴呆的患病率明显增多，适当的运动有助于预防老年痴呆症。保持腰部及脚的强壮、手的灵活性都很重要。建议老年人每天在空气清新的地方快步走1小时，有助于延缓神经细胞退化。经常使手指活动，保持灵活，例如用手旋转钢球或核桃等活动，可以刺激大脑皮质，促进血液循环，增加大脑的灵活性，延缓脑神经细胞衰老，预防痴呆。打太极拳，可以提高中枢神经系统活动水平，从而预防老年痴呆。多用左手，如用左手梳头、吃饭、刷牙、端水杯、写字等。可以使左右脑都能被充分训练和使用，整个身体都处于灵活状态，改善思维的敏捷程度，达到预防老年痴呆的作用。此外，还可以做一些复杂精巧的手工，如参加烹饪的学习、演奏乐器、绘画等活动。

适度饮酒、避免吸烟

过度饮酒对肝脏功能有损坏，引起脑功能异常。每日饮白酒250克以上的人患血管性痴呆的比率明显高于不饮酒的人。但适当少量饮酒对预防老年痴呆也有一定好处。美国芝加哥洛约拉大学研究人员对近20个国家的研究结果进行了综合分析，结果发现，适度饮酒的人比不饮酒的人患老年痴呆的危险更低。同时发现，在各种不同品种的酒中，葡萄酒对大脑细胞的保护作用最强。因此现在研究表明，每日适量饮酒对于预防痴呆有益。那怎么样才算"适度饮酒"呢？目前认为：男性每天饮酒不超过两杯，女性每天最多1杯酒（一杯酒相当于1两白酒、2两葡萄酒或者1罐啤酒）。

众所周知，香烟中含有大量尼古丁，点燃后会释放出来。长期大量吸烟使尼古丁聚集过多，引起血管壁损害，同时刺激微血管收缩，增加血流外周阻力，导致血管阻塞。燃烧的香烟会释放一氧化碳，一氧化碳含量过多，机体携带输运氧的能力下降，出现缺氧血症，导致慢性一氧化碳中毒。烟草中含有大量致癌物质，如氰化物、胺类、酚类化合物等，长期大量吸烟致使人体内肿瘤细胞异常增生，甚至形成颅内肿瘤。脑血管疾病、一氧化碳中毒及脑肿瘤均是导致痴呆的重要原因。与此同时，吸烟也是心肌梗死等危险疾病的重要原因。因此戒烟的好处可谓立竿见影，戒烟可以使身体各系统功能都明显改善。

保持乐观心态

避免消沉、情绪低落、唉声叹气，要有热情、心情愉悦地生活。退休往往是困扰老人，导致老人情绪改变的重要原因之一。退休后，离开了多年热爱的工作岗位，远离了早已适应的工作规律，少了与同事的交往，生活环境及生活方式都会发生很大变化。如不适应这种变化，就会产生各种各样的心理障碍，如孤独寂寞，情绪消沉，甚至因而得了忧郁症，没有食欲和体力，损害老人的生理功能，导致免疫功能降低，引发各种心身疾病，加速衰老性疾病的发生和发展，甚至长期卧床。调查发现，乐观开朗的老人相对沉默忧郁的老人，发生老年痴呆的概率要低得多。因此老年人保持开阔平和的心境、积极愉悦的状态确实有利于防病。

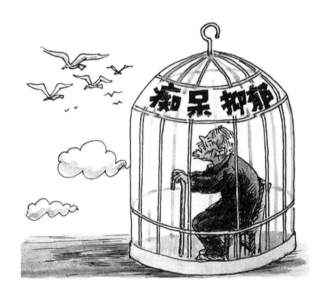

 保持良好人际关系

美国一项研究发现，长期孤僻、性格古怪、不愿与人交流的老人患老年痴呆的机会比常人高1倍，因此证明老年痴呆跟人际关系疏离有关。与性格孤僻与人交流明显减少影响到脑部负责认知和记忆的系统有关。因此作为老年人，也应该随时对人付出关心，保持良好的人际关系，找到自己的生存价值。

适当学习、积极用脑

大脑具极高的可塑性，通过加强记忆训练，可在一定程度上延缓神经细胞老化过程，从而降低和延缓老年痴呆的发生。预防老年痴呆应该多读书看报，学习新鲜事物，即使在看电视时，也可以说出自己的感想或者与他人讨论心得体会，以便达到锻炼大脑的目的。读书、下棋、写日记、写信等都是简单有效的锻炼方法。老年人要积极用脑，预防脑力衰退。

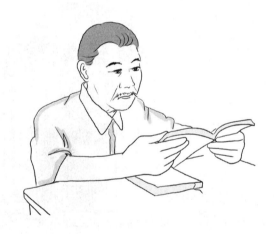

 防治动脉硬化

随着生活水平的提高，营养过剩、不良生活习惯使脑动脉硬化发病率逐年上升。动脉硬化形成缓慢，临床症状不典型，往往容易被人们忽视。随着病情逐渐进展，由于广泛的血管硬化、狭窄引起局部或全脑血流量减少，脑组织因缺血而软化、坏死，导致严重的脑萎缩和脑动脉硬化性痴呆，对人类的健康及生存质量造成极大的危害。因此脑动脉硬化需要早发现、早治疗。

在预防脑动脉硬化上，首先要加强运动、控制饮食、戒烟限酒。

其次要控制高血压、高血糖等危险因素。中老年人一旦出现头晕、头痛、易怒、逆行性遗忘、记忆力减退、注意力不集中等慢性脑供血不足症状时，就要警惕脑动脉硬化。尽早改善脑供血不足对于防治脑动脉硬化显得尤为重要。

近几年有调查研究显示，对于有慢性脑组织缺血症状的患者长期口服养血清脑颗粒，能改善大脑微循环，增加大脑供血供氧，不仅对慢性脑供血不足有显著的治疗效果，而且还可有效预防老年痴呆的发生。是有效预防和治疗脑动脉硬化引发的慢性脑供血不足的良药。

 防止摔倒等意外情况发生

对于老年人防止意外发生尤为重要。在生活中避免跌倒，头部摔伤等会导致痴呆。高龄者必要时应使用拐杖。

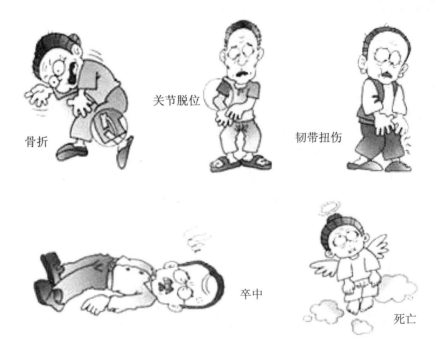

骨折

关节脱位

韧带扭伤

卒中

死亡

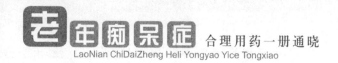
第二节　日常生活中的护理

随着我国人口老龄化的发展，老年人的生存现状值得担忧，尤其是老年痴呆的患者。现在，老年痴呆患者有的在家里，也有的在医院或老年院接受治疗和护理。如何护理才科学有效呢？

1. 保证老年痴呆患者必要的活动，防止卧床　对老年痴呆患者，由于护理人员过分的帮助，过度保护，让患者无机会自己做事情，长此以往，造成病人生活完全不能自理，甚至卧床不起。病人卧床后，会出现许多并发症，将进一步加重痴呆症状，缩短寿命。因此对可以下地活动的早期痴呆病人应该在护理人员的看护和指导下做一些力所能及的事情。鼓励并帮助病人能生活自理，如自己穿衣服、吃饭、如厕、叠被子等。与此同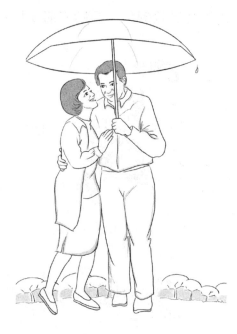时，病人应尽量多进行室外活动，如散步、跳舞、做操等，这样可以多呼吸新鲜空气，锻炼身体，增强机体的抵抗能力。

2. 注意饮食营养　由于老年人基础代谢降低、身体活动减少、消化吸收功能差，身体对营养物质的吸收、利用产生障碍。再则，老年痴呆病人一般都有不同程度的饮食、吞咽功能障碍，容易导致患者营养不良，甚至贫血。因此对老年痴呆病人的饮食要选用易消化、易吞咽、无骨、无刺的食物，少量多餐，切忌暴饮暴食。如有吞咽困难的患者，尽可能给予糊状食物，避免呛咳，对于饮食还要考虑到量和质的平衡，应以高蛋白质为主。

3. **心理护理** 老人痴呆患者常有啰唆、自私吝啬、幼稚任性等表现，护理人员应予充分理解和宽容，避免老人情绪激动，甚至伤人伤己等行为。还要了解病人的心理，不疏远病人，站在病人的角度理解病人，帮助病人排除心理障碍及行为障碍，使患者保持良好的心境，促进病人记忆力的恢复。这对早期患者的防治来讲，是非常重要的环节。

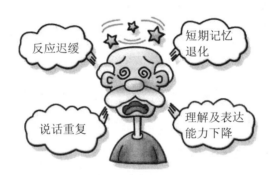

4. **日常护理** 由于老年痴呆病人自理能力差，护理人员应根据病人的个人情况，看护、协助病人做好个人卫生，洗脚、清洁口腔、定期洗澡、更衣、剪指甲等。对早期患者要尽可能督促其保持日常生活和卫生习惯。如起居、穿衣、刷牙、洗脸等尽可能让他自己去做，这样也是防止疾病发展的必不可少的环节。对卧床的病人，必须专人护理，每日都要给病人清洁口腔，定时给患者洗澡、洗头，勤换衣服。如出现大小便失禁，表示病情已到了非常严重的程度，护理尤为重要，病人的粪便要及时清洗干净，保持皮肤的清洁干燥。

5. **预防感染** 老年痴呆患者肺炎的发病率、病死率都很高。有调查报道，百分之九十以上痴呆患者是因并发肺炎而死亡的。肺炎一旦出现，进展迅速，尤其是卧床不起的患者，身体各方面功能下降，呼吸系统功能下降，意识障碍，吞咽功能下降，营养吸收不良等，都是容易并发肺炎的原因。一旦病人患肺炎后不易恢复，所以要尽可能避免上述情况的发生，平时护理时避免进食呛咳，卧床病人要经常翻身叩背，并发感染应及时治疗。

6. 预防压疮 压疮是由于局部组织长期受压，发生持续缺血、缺氧、营养不良而致组织溃烂坏死。预防压疮的发生，要做到以下4点。

（1）勤翻身：一般白天每1～2小时翻身一次，夜间2～3小时翻身一次。

（2）多按摩：经常按摩受压处，促进血液循环。可以用棉垫、泡沫软垫等枕于臀部、关节处等好发部位。

（3）保持皮肤清洁，用温水洗比较好。保持被褥干燥、平整、清洁。

（4）保证充足的营养，保持体内水、电解质的平衡，对于糖尿病患者控制血糖。

7. 加强监护，预防意外伤害 老年痴呆病人记忆力差，无人看护时容易走丢，找不到回家的路；因反应缓慢、行动迟缓，易被人、车碰撞或不慎跌倒，严重时甚至发生骨折、车祸；因智力下降无法与人正常沟通而发生争执、冲突等。因此对于患老年痴呆的病人，应严加监护，外出时需人陪伴。

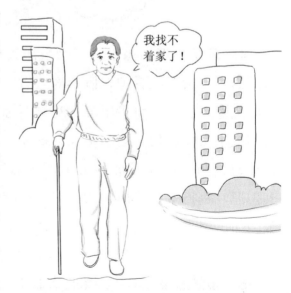

我找不着家了！

第三节　哪些老年人应该做记忆体检

老年痴呆与其他疾病不同，人们往往把老年人健忘、抑郁、情绪低落、睡眠差、出现幻觉等表现，当作普通的"老糊涂"，并不在意。而这些往往是老年痴呆的早期临床表现。在上海的调查显示，65岁以上老年人中老年痴呆的发病率为4.6%，就诊率却不足20%。就诊率低，造成很多老年痴呆患者被发现时已处于晚期，错过了最好的治疗时间。老年痴呆是可以提早发现、提早治疗的，那么哪些人应该做记忆体检呢？有下列情况的就应该做记忆体检：

1. 60岁以上的老年人。

2. 自觉记忆减退（或）被他人发现记忆力明显减退。

3. 语言笨拙、经常词不达意。

4. 对时间、地点不能准确定位。

5. 判断能力、反应速度下降。

6. 常常丢三落四，东西放错地方。

7. 不能完成以前可以熟练完成的事情。

8. 情绪改变，易怒、吝啬、反复重复语言等。

9. 性格改变，对周围事物缺乏兴趣。

10. 无明显原因出现尿频、尿急或尿失禁。

11. 有脑血管病史。

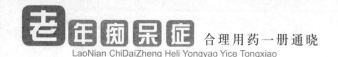

12．患有慢性脑动脉供血不足或脑血管狭窄。

13．体检中发现无症状的腔隙性脑梗死。

14．有基础疾病：如长期高血压、糖尿病、心律失常、心房纤颤、心功能不全、心肌梗死病史等。

15．维生素B_{12}或叶酸缺乏。

16．有脑外伤病史。

17．家族中有人患老年痴呆。

18．长期服用催眠药、镇静药等。

建议老年人至少每年进行一次记忆体检，对于确诊老年痴呆患者最好每半年做一次记忆体检。这将有助于早期发现，及早控制病情，提高老年人的健康水平和生活质量。

第四节　保持老年人记忆健康的方法

年龄大了，记忆力自然就会减退。有时候转个身，说句话就会突然发现忘记了本来要去做的事。对于老年人来说，有什么办法防止记忆减退，保持记忆健康呢？

1. 要保证睡眠质量　睡眠可让大脑有时间去为记忆编码，舒缓精神压力，提高记忆力。睡眠质量差是中老年朋友常见问题，常常未引起足够重视。睡眠障碍往往在痴呆、帕金森病等疾病出现临床症状前数年甚至十余年出现。睡眠时间少质量差，可使脑组织的活性减低，长期失眠会使人思维的速度和准确度下降。因此如果您正受到睡眠不良的困扰，请早期就诊及时治疗，预防老年痴呆的发生。

2. 经常转动眼睛　研究表明，经常左右水平地转动眼睛，每次转动30秒，能增强人的记忆力。

3. 积极参加社会活动　研究表明，如果一个人在退休以后，再去做一点工作、参加社会公益活动、到老年大学去学习等，可以帮助维持大脑良好的功能，预防老年痴呆。

4. 唠叨有益于增强记忆力　唠叨是所有女人的共有特点，尤其老年女性，某种程度上帮助女性延长了记忆和寿命。经过美国心理学家的长期研究显示，老年人心理健康指标在性别上有明显的区分，统计心理健康评分，女性的心理健康程度明显高于男性。专家认为，女性比男性更能够适应老年生活，乐于与人言语交流，而男性进入老年期后，性格发生改变，沉默居多。因此认为常与人沟通能有保持记忆健康。

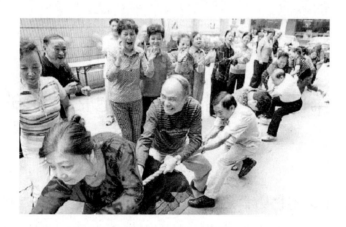

5. 训练不活动的大脑皮质，常用左手　人每做一个动作就会在大脑皮质响应的区域发出一个指令。因此充分锻炼平时不活动的大脑皮质有利于改善记忆力。改变一下生活习惯，日常的生活用品换一种摆放方法，用平时不常用的左手去做已经习惯用右手做的动作，都有助于训练大脑皮质。

6. 多动脑，保持头脑强健　多用脑筋，锻炼大脑，这种改善记忆力的方法被法国人称为"脑慢跑"。有助于改善脑供血供氧，提高记忆力。

7. 健身有助于健脑　有氧运动可以使更多血液运送到脑组织，并给脑细胞提供更多的氧和葡萄糖，增强脑功能。长期的有氧运动可以减少由于年龄增长而出现的脑组织损失，脑组织损失的减少就意味着记忆力衰退的减轻。

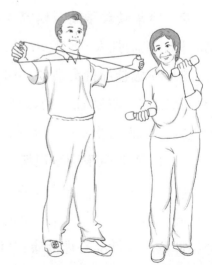

第五节　如何处理痴呆患者
典型的行为问题

　　痴呆患者伴行为问题是痴呆的症状之一。包括抑郁、幻觉、妄想、偏执、猜疑、无故尖叫、无目的徘徊、情绪焦虑、安静不下来、淡漠、易发脾气、冲动伤人、行为有失检点等　系列症状。患者可以同时出现多种精神行为症状，也可以只表现一种。处理方法主要分非药物、药物干预两种。

　　1．非药物干预　一般来说，在患者症状适合的情况下均应首选非药物治疗。该治疗通常需要在专业人员的参与指导下完成。主要的治疗方式有心理教育与照料者行为指导。其他的治疗如认知训练治疗、行为调整治疗、丰富感知治疗等对某些患者具有效果。

　　行为干预可以缓解轻度抑郁：

　　要鼓励痴呆患者做他们所乐意做的活动。

　　人以类聚物以群分，找一些与患者有共同爱好的人进行趣味活动。

　　多与患者沟通，鼓励其讲述发生过的愉快事情，保持心情愉悦。

　　为患者提供一个明亮的、有趣的生活环境。

　　行为干预除了可以缓解轻度抑郁，对易发脾气、冲动伤人等行为也非常有效，病情较轻者可阻止攻击行为的发生。

　　第一，要尽早干预，在事态严重前进行干预，避免病人情绪失控造成危害。

103

第二，如无法提前干预，可以诱使病人离开导致其发脾气、冲动的环境和个人。

第三，接触正在激动状态下的病人，应从正面缓慢地、镇静地靠近，温和地与病人沟通，告诉患者要做什么并尽量不要吓着病人。

第四，分散病人对导致情绪波动问题的注意力，逐渐将他们的注意力转移到一些无关的、愉快的事情上。

第五，患者一旦出现激越行为时应避免与之争吵，避免与之对峙，尽可能不采取对躯体的约束措施。

2. 药物治疗

（1）抗精神病药物包括奥氮平、喹硫平、利培酮、氟哌啶醇等。这些药物让患者镇静，减轻患者的冲动、紧张、幻觉妄想等症状。这类药物不良反应较多，如过度镇静、类帕金森症状反应、代谢障碍、易跌倒等，这类药物通常在充分考虑、不得不用及专科医生指导下才能给药，同时要密切观察患者对药物的反应。

（2）抗抑郁药包括舍曲林、西酞普兰、艾司西酞普兰等药物。患者有抑郁焦虑症状时可以服用，这类药物也有较明显的不良反应，比如导致焦虑、头痛、恶心、镇静等。

（3）心境稳定剂包括卡马西平、丙戊酸盐、奥卡西平等，这类药物相比较温和些，可以产生睡眠过多、走路不稳、易跌倒、肝功能损害等。

（4）对于日夜节律紊乱、夜间漫游的患者适用催眠类药物。这类药除了过度睡眠、易跌倒外，对呼吸有抑制作用，因此呼吸功能不全的患者要慎重使用。

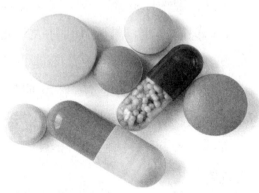

第六节　患者家属要求做哪些

　　老年痴呆不仅是一个生理问题，也是一个心理、精神问题；不仅是患者个人的问题，更是患者整个家庭的问题。在老年痴呆的治疗过程中，家属起到了至关重要的作用。家属通过有效的沟通、优良的护理技巧，同时配合适合的药物治疗，可以帮助减缓疾病进程，维持患者的日常生活功能，不仅保证了老年人的健康，还促进家庭和谐，减轻家庭负担。

　　1. 家属要面对现实，调整期望值　老年痴呆症往往除了反应慢、记忆力减退外，还常常伴有精神行为异常，如行为幼稚，像几岁的儿童，夜间入睡困难，幻视幻听，无羞耻感，随地大小便等。这些症状往往令患者家属难以接受，更不用说有效的沟通及很好的照顾。这种情况不但阻碍治疗的正常进行，加速病情进展，同时对患者本人及家属造成更大的伤害。不能接受患者的病情，未给予很好的沟通，往往是造成患者离开医院后病情迅速加重的原因所在。在早期药物治疗的基础上，家属有效的沟通可以让患者和家属很快看到积极治疗的效果，为治疗进入"良性循环"奠定基础。

　　2. 提供适当的帮助是老年痴呆症的家庭治疗方法之一　鼓励病人尽量完成力所能及的事情，必要时协助完成。督促、帮助痴呆病人日常生活，如洗脸、吃饭和大小便等。同时生活照顾不能过度，如帮助病人代替他做一切事情，病人的生活能力迅速下降，甚至卧床。与此同时，老年痴呆病人在做以前很熟悉、简单的事情时，也可能遇到困难，使病人在心理上产生挫折感，导致退缩回避，严重的可导致丧失做此事的能力。因此适当的帮助可避免此种情况的发生。

3. **简单原则** 不要训练老年痴呆病人去完成那些复杂的工作，复杂的事情会使他们的挫折感加重，导致情绪低落、自暴自弃等不良情绪反应。而指导他们什么时候起床、吃饭、在哪洗脸刷牙、在哪里睡觉等一些简单的生活问题更重要。同时在对病人进行简单事情的训练过程中，越简单越好，应使程序和步骤减到最少。病人的居住环境也应以简单舒适为主，光线充足，空气新鲜，地面要注意防滑，无门槛、过多的装饰等障碍物；病人的生活环境要相对固定；病人的生活必需品要放在显眼方便使用的位置。

4. **要有耐心、有爱心** 老年痴呆病人在锻炼学习过程中反应较慢，常常忘记了要做什么而不知所措。家属需要有足够的耐心爱心，不急不躁，多给患者一些时间，心平气和地反复讲解，这样才能有效锻炼病人的生活能力。

5. **在衣服口袋里准备老人卡** 痴呆的老人在外出时容易找不到回家的路，同时反应慢及年龄关系，容易突发疾病及一些意外情况，因此要备一张卡片放在老人衣服口袋里。卡片上要写明此人为痴呆老人，写上家人的联系电话，以便于联系。

6. **根据气温变化，随时为老人增减衣服** 老年痴呆患者对于季节、天气的变化不敏感，家人要根据天气变化提前为老人准备衣物。避免烦琐的衣服，老年痴呆病人的衣服以简洁大方、干燥、清洁、薄厚适合为主。

以上这几点是家属照顾痴呆老人的重要方法，希望每一位老年人都能够得到良好的照顾，安享晚年！

（周莹雪）